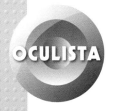

OCULISTA 編集企画にあたって…

　診察室に呼入れただけなのに…．すでにこどもの表情は曇って涙があふれている．流涙なのかただ泣いているのかもわからない．お気に入りのキャラクターを見せても，笑顔でにこやかに話しかけても，もうお手上げ．だから，こどもは苦手だ．しかし，「視力検査のできない○○歳以下のお子様の受診はご遠慮いただいております」等と受付に掲げるわけにはいかない．どこをどう診れば…．そう感じたことのある先生方は少なくないのではないだろうか．

　日常診療でこどもの眼疾患はなかなか見慣れないが，視覚発達途上にあり生涯の視機能への影響から見逃せないものも多い．新生児～乳児，幼児，小児，学童へと成長する過程で，発達に応じて使用する機器，検査方法が変わり，時間をかけてゆっくりと診察することもままならない．また対応においては，専門機関に紹介なのか，急ぐのか，待って経過をみたうえでも良いのか等，判断に迷う場面がよくある．

　今回の特集「こども眼科外来 はじめの一歩―乳幼児から小児まで―」では，こどもにとって眼科へのはじめの一歩となる視覚スクリーニングから受診に至るまでの現状，そしてこども眼科外来に携わる眼科医のはじめの一歩として，眼科受診に至った際の対処法，視機能評価の基本となる視力や屈折，眼位検査について時期に応じた方法やコツを，外眼部に関しては乳児期から受診する頻度が高い流涙や眼脂を主訴とする眼瞼や涙器の疾患，乳児～学童まで幅広く頻度も高い斜視・弱視の診療を行うにあたっての診察のポイントを，角結膜疾患については新生児期～幼児期，幼児期～学童期と時期別に頻度の高い疾患をまとめていただいた．さらに，小児緑内障を見逃さないための臨床的特徴，形態覚遮断弱視の原因となる小児白内障の診断や手術適応，小児網膜疾患において年齢ごとに注目すべき疾患とその特性と精査のタイミング，さらに神経眼科では，小児の視力低下や眼球運動障害をきたす疾患について，そして学童期に視力低下をきたす心因性視覚障害への対応を解説いただいた．

　こどもを前に，スクリーニング～受診，視力検査，眼位・眼球運動，外眼部，前眼部～眼底，そして神経眼科・心因性視覚障害と順を追って診察していくイメージで，時期別の注目ポイント，想起すべき疾患等，各分野を網羅し読みごたえのある仕上がりとなった．

　本書を手にすることで，苦手と思われがちなこどもの外来診療のハードルが少しでも下がるきっかけとなれば幸いである．

2021 年 4 月

中西(山田)裕子
野村耕治

KEY WORDS INDEX

WRITERS FILE

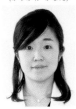

粥川佳菜絵
（かゆかわ かなえ）

2008年	京都府立医科大学卒業
2010年	同大学眼科学教室入局
2011年	バプテスト眼科クリニック
2017年	京都第二赤十字病院眼科
2020年	京都府立医科大学眼科

田中三知子
（たなか みちこ）

2001年	岩手医科大学卒業 同大学眼科入局
2005年	同大学大学院修了
2009年	国立成育医療研究センター，レジデント
2010年	岩手医科大学眼科，助教
2017年	同，講師

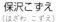

保沢こずえ
（ほざわ こずえ）

| 1990年 | 国立小児病院附属視能訓練学院卒業 自治医科大学附属病院眼科，視能訓練士 |
| 2006年 | 同，主任視能訓練士 |

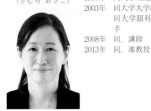

木村亜紀子
（きむら あきこ）

1994年	兵庫医科大学卒業
1997年	同大学病院眼科，医員
2003年	同大学大学院卒業 同大学眼科学講座，助手
2008年	同，講師
2013年	同，准教授

中西(山田)裕子
（なかにし(やまだ)ゆうこ）

1993年	神戸大学卒業 同大学眼科入局
1999年	同大学大学院修了 兵庫県立こども病院眼科
2002年	神戸大学眼科，助手
2003年	ウィルマー眼研究所，研究員
2006年	神戸大学眼科，助手(助教)
2013年	同，講師
2018年	同，准教授

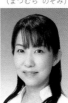

松村　望
（まつむら のぞみ）

1994年	群馬大学卒業 横浜市立大学研修医
1996年	同大学眼科入局
1997年	カリフォルニア大学サンディエゴ校留学
1998年	神奈川県立こども医療センター眼科
2000年	小児療育相談センター眼科，医長
2004年	神奈川県立こども医療センター眼科
2011年	同，顧問
2016年	横浜市立大学眼科，非常勤講師
2017年	日本涙道・涙液学会，理事

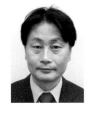

近藤　寛之
（こんどう ひろゆき）

1988年	千葉大学卒業 虎の門病院眼科レジデント
1992年	福岡大学眼科
1995年	米国マイアミ大学留学
1999年	九州大学遺伝情報実験施設
2003年	福岡大学眼科，講師
2010年	産業医科大学眼科，准教授
2013年	同，教授

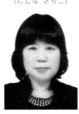

仁科　幸子
（にしな さちこ）

1989年	慶應義塾大学卒業 同大学眼科学教室入局
1990年	川崎市立川崎病院眼科
1992年	国立東京第二病院眼科
1994年	国立小児病院眼科，眼科専門医取得
2001年	学位取得
2002年	国立研究開発法人国立成育医療研究センター眼科
2018年	同，医長
2021年	同，診療部長

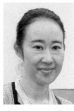

村木　早苗
（むらき さなえ）

1993年	大阪医科大学卒業 滋賀医科大学眼科，医員
1994年	済生会滋賀県病院眼科，医員
1995年	滋賀医科大学眼科，医員
1996年	近江八幡市民病院眼科，医員
1998年	滋賀医科大学眼科，医員
2000年	同，助手
2007年	同，学内講師
2009年	同，講師
2017年	むらき眼科，院長 滋賀医科大学眼科，非常勤講師

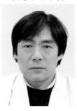

野村　耕治
（のむら こうじ）

1986年	神戸大学卒業
1987年	三菱神戸病院眼科
1989年	兵庫県立こども病院眼科
1999年	学位取得
2003年	日本小児眼科学会，理事
2005年	兵庫県立こども病院，眼科部長
2006年	網膜芽細胞腫全国登録委員
2007年	神戸大学眼科，臨床教授

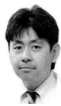

森本　壮
（もりもと たけし）

1997年	大阪大学卒業 同大学眼科学教室入局
2001年	同大学大学院医学系研究科未来医療開発専攻，博士課程
2003年	日本学術振興会特別研究員(DC2)
2005年	医学博士(大阪大学)
2008年	大阪大学大学院医学系研究科眼科学，医員
2009年	同科寄附講座視覚情報制御学，助教
2010年	同科感覚機能形成学，講師
2012年	同，准教授
2019年	同科視覚機能形成学寄附講座，准教授

こども眼科外来 はじめの一歩
—乳幼児から小児まで—

編集企画／兵庫県立こども病院眼科部長　野村耕治・神戸大学准教授　中西（山田）裕子

Monthly Book
OCULISTA

編集主幹／村上 晶　高橋 浩　堀 裕一

CONTENTS

No.98 / 2021.5 ◆目次

「OCULISTA」とはイタリア語で眼科医を意味します．

Monthly Book

OCULISTA
オクリスタ

2021.3月増大号
No.
96

編集企画 白根雅子 しらね眼科院長
2021年3月発行　B5判　156頁
定価5,500円(本体5,000円＋税)

眼科診療ガイドラインの活用法

目次

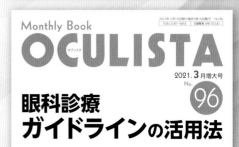

活用法のほかにも，**簡単な概要**や**制作時の背景**，**現状の問題点**なども含めて解説された眼科医必携の増大号特集です！

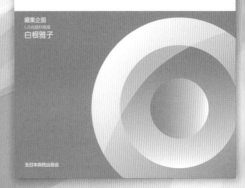

全日本病院出版会
www.zenniti.com

〒113-0033 東京都文京区本郷 3-16-4　Tel：03-5689-5989
Fax：03-5689-8030

MB OCULI. No. 98：1−8, 2021

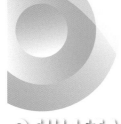

特集／こども眼科外来 はじめの一歩―乳幼児から小児まで―

スクリーニングから眼科受診
―こども眼科へのはじめの一歩―

仁科幸子*

Key Words： こども(child)，感受性期間(critical period)，視覚スクリーニング(vision screening)，フォトレフラクション(photorefraction)，屈折検査(refraction test)，弱視(amblyopia)

Abstract：こどもの視機能の向上のためには，まず新生児期・乳児期の眼疾患と斜視，3歳児の弱視を的確に検出する視覚スクリーニング法を確立して全国に普及させることが，喫緊の課題である．そして0歳から始まる視覚管理を，眼科医が主体となって行っていくことが望まれる．0歳から始まるこども眼科で，どのように診察し，どう対処すべきか，病診連携をどうするか，その基本を解説する．

はじめに

こどもの視覚は発達途上であり，感受性期間内に起こる眼疾患や眼位異常は，重症であるほど早期に発見・治療しないと予後不良となる．また，弱視の危険因子となる屈折異常は，3歳児健診で検出して，就学までに良好な視機能の獲得をめざしたい．視覚スクリーニングから眼科受診，そして眼科における初期診断と対応は，将来を担うこどもの視機能の予後を左右する大切な第一歩である．

近年，乳幼児健診における身体診察マニュアルや視覚スクリーニング機器が全国に普及し，3歳児の視覚検査において屈折検査を導入する動きも進んでいる．本稿では日本における視覚スクリーニングの現状を解説し，はじめて眼科受診したこどもに対して眼科医が診るべき必須の項目，注意すべきポイント，治療・連携・経過観察の目安を述べる．

視覚スクリーニングの現状

1．乳幼児の視覚スクリーニング

乳幼児期は視覚刺激に対する感受性が極めて高い．視機能の発達を阻害する異常があれば可及的早期に発見して治療を行わないと予後不良となる．

3歳までの乳幼児健診は，母子保健法に基づき市区町村が実施しており，1歳6か月健診のほか，多くの自治体で3〜4か月健診，9〜10か月健診が行われている．通常，1か月健診は医療機関で行われる．視覚の異常について小児科医（健診医）・保健師による問診と視診が行われる．

問診は，目に関する問診票にチェックをして，保護者から気になる症状を詳しく聴取する．特に小児期や若年期の白内障，緑内障，網膜剥離，網膜芽細胞腫の家族歴がある場合には，新生児期に必ず聴取して生後1か月頃までに眼科受診を勧告することとなっている．

視診に関しては，2018年3月に作成された身体診察マニュアル[1]に視覚異常の診察項目，所見の取り方，判定と対応を掲載し，小児科医（健診医）へ普及をはかっている．問診，視診にて異常が疑われる場合には，可及的早期に眼科受診を勧告する．

* Sachiko NISHINA，〒157-8535 東京都世田谷区大蔵2-10-1 国立成育医療研究センター眼科，診療部長

表 1. 乳幼児の視覚スクリーニング法

視覚スクリーニング法	新生児 0〜1か月	乳児期 2〜11か月	幼児期 1〜2歳
①問診・家族歴の聴取	○	○	○
②瞳孔反応	○	○	○
③外眼部・前眼部の視診	○	○	○
④Red reflex 法	○	○	○
⑤固視・追視検査	—	○	○
⑥眼位検査・眼球運動検査	—	○	○
⑦フォトスクリーナー	—	△ 6か月〜	○

視覚スクリーニングの時期と方法をまとめて表 1 に示す[2]．このうち新生時〜乳児期の red reflex 法は，先天白内障等の重症眼疾患を簡便に検出できる有用な方法であるが，マニュアルでは診察の必須項目となっておらず，日本では依然として定着していない．一方，近年急速に普及しているフォトスクリーナー装置は，3歳までの低年齢児に対する精度や有用性が確立していない．小児科と眼科で異常判定の基準を共有して連携する必要がある．

2．3歳児健診における視覚検査

3歳児健診の対象となる眼科疾患は，斜視と不同視（屈折の左右差），高度の屈折異常（遠視や乱視）が原因となって視覚中枢の発達不全が起こるタイプの弱視である．弱視の有病率は約2%で，小児や若年者の視力障害の原因として頻度が高い．大部分の弱視は3歳児健診で早期に検出されれば，矯正眼鏡の常用と健眼遮閉治療によって就学までに治癒することができる．

3歳児健診における視覚検査は法令で定められており，アンケート（問診）と視力検査が必須項目である．一次検査は家庭でのアンケート記入と視力検査，二次検査は保健センターでのアンケート記入項目および視力検査結果の確認と医師の診察である．家庭での視力検査で左右眼いずれかでも視力0.5が確認できなかった児，検査のできなかった児は二次検査にて視力の再検査を行う．月齢や発達状況によって検査ができないことがあり，3歳6か月頃になると検査可能率が向上する．要精密検査と判断された場合に，眼科を受診することとなる[3]．

見逃しをなくすために重要なことは，第一に弱視の早期発見の重要性を保護者に啓発し，家庭での視力検査に正確でわかりやすいマニュアルを配布すること，二次検査で要精査となった場合に必ず眼科に受診するように指示し，フォローアップする体制をつくることである．加えて，二次検査の精度を上げるためには，屈折検査の導入が不可欠である[4]．近年，スクリーニングに適した検査機器が続々と開発されており，屈折検査を積極的に取り入れる自治体が増えている．日本眼科医会では関連学会と協同して新たなマニュアルを作成し，屈折検査の導入を推進している[5]．

3．就学前までのスクリーニング

3歳児健診以降，就学時健診までに，学校保健安全法に基づき幼稚園，保育所，認定こども園で4歳児，5歳児に対し健診が行われる．感受性期間内の弱視発見・治療のために，園医，保健師，保育士へマニュアル[2]を提供して啓発をはかり，視力検査・眼科健診が的確に実施されることが望まれる．

手持ち自動判定機能付きフォトスクリーナー装置

現在，健診の場や小児科に最も普及している視覚スクリーニング機器は Spot™ Vision Screener (SVS) である．その概要をここでご紹介したい．

1．SVS の特徴

本装置は，持ち運びできる手持ちの検査装置で，生後6か月の乳児から使用可能である．検査距離1mにて両眼同時に屈折，眼位，瞳孔径，瞳孔間距離を測定し，弱視の危険因子となる屈折異常（遠視，乱視，近視，不同視）や斜視を簡便に検

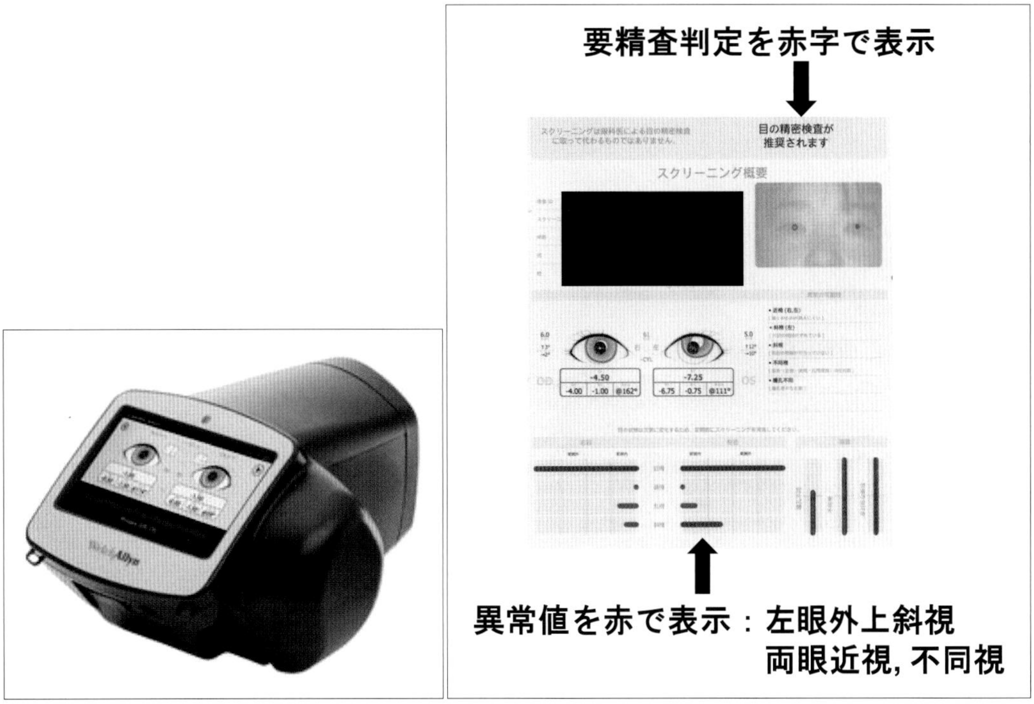

図 1. 手持ち自動判定機能付きフォトスクリーナー装置. Spot™ Vision Screener
（ウェルチ・アレン・ジャパン株式会社）
a：検査装置
b：検査結果

出することができる．こどもの両眼を捉えると数秒以内に測定が完了し，すぐに検査結果と要精密検査の自動判定（米国の基準）が表示される（図1）．従来の検査装置に比べて操作が簡便で迅速に測定できること，検査成功率が高いこと，調節麻痺薬を使わなくとも正確に屈折スクリーニングができることが特徴である．

2．SVS によるスクリーニングの実際

SVS は視覚検査に併用する装置として使用することが原則である．要精密検査の判定，眼科受診の緊急性は，問診，視力検査の結果をあわせて医師の診察に基づいて決定する．

協力性のないこどもに対しても検査成功率が高いが，頭を傾けていたり，眼振のある場合でも測定できてしまう．正しく測定するためには，測定条件が良好であることを確認して，少なくとも 2回以上検査を行う必要がある．

年齢を問わず，両眼または片眼のスクリーニングが完了しない場合，斜視が検出された場合には，重篤な眼疾患が潜んでいる可能性があり，早

急に眼科受診を勧告する必要がある[6]．屈折異常の判定基準は年齢によって異なり，設定値をもとに自動判定すると乱視，近視，不同視の偽陽性が多い．

日本小児眼科学会および日本弱視斜視学会は，SVS によるスクリーニングを実施している小児科と精密検査を行う眼科の連携をはかるため，2018 年 7 月に小児科医向け SVS 運用マニュアルを作成した（表2）[7]．

眼科受診したこどもの診察と対応

乳幼児が眼科へ受診した際には，"3 歳にならないと視力検査ができない"とか"乳児は一時的に内斜視になることがあるので様子をみましょう"等と説明して早期発見の機会を逸することがあってはならない．"様子をみましょう"と保護者に話すことは"問題がないと診断された"と受け止められることになるため，初診医の責任は重大である．特に斜視を主訴に受診した乳幼児に対しては，器質的眼疾患や全身疾患を見逃さないように，初診

表 2. 小児科医向け Spot™ Vision Screener(SVS)運用マニュアル(抜粋)

＜SVS で何ができるか？＞

1，SVS で視力を測ることはできません！
  弱視の危険因子となる斜視および屈折異常(遠視，乱視，近視，不同視)をスクリーニングする機器です．

2，目の診察，問診，視力検査に併用するスクリーニング機器としてお使いください．
  目の診察や問診に関するマニュアル⇒乳幼児健康診査身体診察マニュアルを参照
  3 歳児健診における視力検査のマニュアル⇒日本弱視斜視学会 HP を参照

3，低年齢(3 歳未満)におけるスクリーニングの精度は確立しておりません．
  要精密検査の基準はアメリカでのデータをもとに決められています．
  3 歳～5 歳児の弱視のスクリーニングに有効ですが，感度が高く(偽陰性が少ない)，特異度が低い(偽陽性が多い)装置です．

＜SVS による異常結果の取り扱い＞

  要精密検査の結果が出た場合には，小児の測定条件が良好であることを確認し，少なくとも 2 回以上は検査を行ってください．後述の基準にそって，眼科医療機関へご紹介ください．

1，両目または片目でのスクリーニングが完了しない場合(時間制限なしと設定しても測定できない)
  年齢を問わず(生後 6 か月～)，早急にお近くの眼科医療機関へご紹介ください．
  先天白内障，網膜剥離などの重篤な眼疾患が潜んでいる可能性があります．

2，斜視(偏視)が検出された場合
  少なくとも 2 回，斜視が検出された場合
  年齢を問わず(生後 6 か月～)，早めに眼科医療機関へご紹介ください．

3，屈折異常(遠視，乱視，近視，不同視)が検出された場合
①生後 6 か月～1 歳未満
  スケールオーバー(±7.50 D 以上)の屈折異常が検出された場合，お近くの眼科医療機関へご紹介ください．
  眼底疾患などが潜んでいる可能性があります．
②1 歳～3 歳未満
  遠視が検出された場合，眼科医療機関へご紹介ください．
  近視，乱視，不同視は偽陽性が多いため，推奨する基準値(カットオフ)を検討中です．
③3 歳以上
  現行の基準に視力検査結果を合わせて，眼科医療機関へご紹介ください．
  近視，乱視，不同視は偽陽性が多いため，推奨する基準値(カットオフ)を検討中です．

現行における SVS 屈折異常判定の基準値≤(D：ジオプター)

年齢(月齢)	不同視	乱視	近視(等価球面値)	遠視(等価球面値)
6～12	1.5	2.25	2	3.5
12～36	1	2	2	3
36～72	1	1.75	1.25	2.5

推奨する基準値(検討中)

年齢(月齢)	不同視	乱視	近視(等価球面値)	遠視(等価球面値)
6～12 未満	5	スケールオーバー	スケールオーバー	スケールオーバー
12～36 未満	1.5	3	5	3
36～72	1.5	2	2	2.5

時に必ず眼底検査を行う．また左右眼の固視が良好で，器質疾患がない場合でも，生後 10 週以降に大角度の恒常性内斜視があれば自然軽快はない．未治療のまま 3 か月以上放置すると立体視の獲得が困難となるため，早期介入を検討すべきである．

1．乳幼児の診察

  新生児～乳児健診で視覚異常を疑われた場合，家族歴のある場合，保護者が目の異常を訴えた場合には，早急に眼科受診を勧めるように勧告している．こども眼科は 0 歳児の診察と視覚管理から始まるため，診察法を習得しておくことが求められる．

  こどもが受診したら，はじめに保護者から気になる症状と起こった時期について，出生時の状況，全身の発達，眼・全身疾患の既往，家族歴を初診時に十分に聴取する．また，こどもの体格，

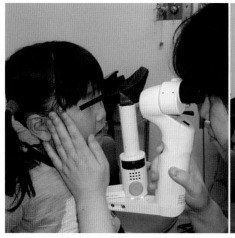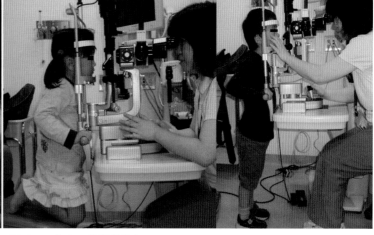

a | b

図 2. こどもの前眼部検査
a：手持ち細隙灯顕微鏡検査
b：細隙灯顕微鏡検査の工夫

顔貌，眼瞼，眼球，外眼部に異常所見はないか，発達は年齢相当かに着目し，外観や行動をよく観察することも大切である．こどもに話しかけて反応をみると，その日の体調や機嫌が良いか，どのぐらい検査ができるかが判断できる．

診察では，機嫌の良いうちに，まず瞳孔反応，眼位検査，固視・追視検査を行う．視力は固視の持続，PL（preferential looking）法やテラーカード等を用いた行動観察によって測定可能である．弱視を検出するには，近見にペンライトや興味を引く固視目標を置いて，片眼ずつ遮閉して固視・追視を診るのが基本である．片眼に弱視があると，健眼を手やアイパッチで遮閉すると非常に嫌がる（嫌悪反応）．片眼の斜視，固視不良，嫌悪反応，両眼の感覚欠陥型眼振がみられる場合には，眼器質疾患による高度の弱視が疑われる．

次にやや照明を落として非散瞳下で検影法を行う．視覚刺激を遮断する眼疾患や高度屈折異常を簡便に検出できる．

2，3歳以降のこどもに対しては，眼位検査を行う前に，自然頭位にて Lang stereotest 等の簡便な近見立体視検査を行う．立体視が検出できれば弱視や斜視による両眼視機能障害が確立していないと考えられ，慌てずに管理・治療を行えば予後は良い．遮閉試験を行うと，斜位に保っていた眼位が崩れて斜視となり，保有している両眼視が検出できなくなることがある．

乳幼児の前眼部は，散瞳前と散瞳後に手持ち細隙灯顕微鏡で検査する．さまざまな前眼部・中間透光体異常の有無と程度のほか，前房の深さや角膜所見を観察すると緑内障の発症を検出することが可能であるが，軽度の前房内炎症（細胞，フレア）は検出困難である．2，3歳以降では，通常の細隙灯顕微鏡検査を試みる工夫が必要である（図2）．眼底は十分な散瞳後にできるだけ周辺まで観察する（図3）．外傷が疑われるときを除き，開瞼器は使用せずに検査を行う．

精密屈折検査には，調節麻痺薬を用いた他覚的屈折検査が不可欠である．精密検査に適用する機器は SVS ではなくレチノスコピー（検影法）とレフラクトメーターである．

乳幼児の診療チェックリストを表3に示す．

2. SVS で要精査判定となった乳幼児への対応

SVS で異常判定となった乳幼児が来院したら，どこまで診てどう判断すれば良いか，眼科医の初期対応について述べたい．

1）スクリーニングが完了しない

眼器質疾患を疑い前眼部から眼底まで検査する．眼疾患を認めた場合，全身疾患が疑われた場合は，専門施設へ紹介する．

2）斜視判定

眼器質疾患の有無につき前眼部から眼底まで検査する．眼疾患を認めた場合，全身疾患が疑われた場合は，専門施設へ紹介する．

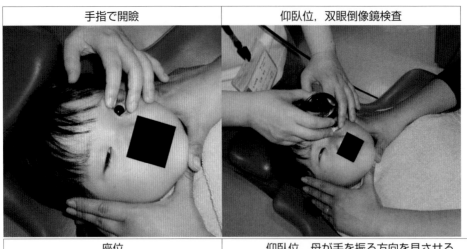

| 手指で開瞼 | 仰臥位，双眼倒像鏡検査 |
| 座位 | 仰臥位，母が手を振る方向を見させる |

図 3. こどもの眼底検査
a：乳幼児　　b：年長児

$\frac{a}{b}$

表 3. 乳幼児の診療チェックリスト

診察項目	注意点
①問診・観察	・気になる症状と起こった時期（写真・動画を利用して確認） ・眼疾患の家族歴を忘れずに聴取 ・こどもの機嫌と体調，体格，外表異常，発達状況，行動を観察
②瞳孔反応	・片眼ずつ対光反射を観察
③眼位・両眼視	・自然頭位で眼位を観察 ・近見立体視検査を活用（2〜3歳児） ・遮閉試験で斜視を検出
④固視・追視	・両眼，続いて片眼ずつ観察
⑤眼球運動	・むき運動（両眼性），ひき運動（単眼性）
⑥視力の評価	・固視の持続，左右差を観察 ・PL（preferential looking）法やテラーカード等を用いた行動観察
⑦検影法（Red reflex 法）	・視覚刺激を遮断する眼疾患や高度屈折異常を検出
⑧細隙灯検査	・散瞳前と後に，手持ち細隙灯検査
⑨眼底検査	・十分な散瞳後に，できるだけ周辺まで観察
⑩精密屈折検査	・斜視や弱視が疑われる場合に，調節麻痺薬の点眼が必須
⑪事後処理	・検査結果を保護者にわかりやすく説明 ・眼器質疾患や全身疾患を疑う場合，早急に専門施設へ紹介 ・斜視と弱視は治療とフォローアップ，または専門施設へ紹介 ・異常なしの場合，気になる症状があれば再診，3 歳児健診は必須

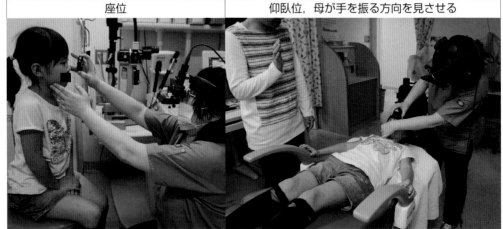

斜視や弱視と診断した場合，治療または専門施設へ紹介する．

異常がなかった場合は，0～1歳児は3か月後，2歳児は6か月後に経過観察する．再診時に異常がなければ一旦終了し，3歳児健診を必ず受けるように保護者に説明する．

3）屈折異常判定

眼器質疾患の有無につき前眼部から眼底まで検査する．高度の屈折異常判定のときには，特に注意を要する．

器質疾患や斜視がない場合，強度遠視以外は眼鏡矯正を急がなくて良い．0～1歳の乱視，不同視，近視は偽陽性が多いため，6か月後に経過観察する．2歳以降に精密屈折検査を実施して，弱視のリスクがあれば，早めに眼鏡矯正を行うかどうか検討する．3歳以降に視力検査および精密屈折検査を実施して，弱視であれば眼鏡矯正による治療を開始する．

3．専門病院紹介の目安と緊急度

眼器質疾患を認めた場合，手術治療を要する場合，診断に苦慮する場合，全身疾患を疑う場合には，専門病院へ紹介する必要がある．ただちに紹介を要する緊急度の高い疾患は，網膜芽細胞腫，先天緑内障，活動性の高い網膜血管増殖疾患（家族性滲出性硝子体網膜症，色素失調症等），うっ血乳頭，外傷，角膜潰瘍，原因不明の眼内炎等である．

視覚刺激を遮断する高度の先天白内障，瞳孔膜遺残，前眼部形成不全，角膜混濁を認めた場合にも2，3日以内の早急な紹介を要する．ただし両眼性の先天白内障では，眼・全身疾患の合併が多く，生後1か月以内は手術が術後緑内障の危険因子となるため急がない．両眼性疾患では眼振，片眼性疾患では斜視を生じたら予後不良となるため緊急で紹介する．

先天単純性眼瞼下垂は，顎上げ頭位をとって両眼視するケースが多く，視覚刺激遮断弱視をきたすことは稀である．生後1か月まで瞼が開かないことが多く，早急に紹介する必要はない．斜視や弱視の合併の有無について経過観察する．一方，後天性眼瞼下垂，眼球運動障害を伴う眼瞼下垂は，重症筋無力症や神経疾患の可能性があるため緊急で紹介する．

視神経乳頭部先天異常，網脈絡膜コロボーマ，網膜ジスロトフィー，水晶体脱臼，無虹彩，小眼球等，保有視機能の評価と全身疾患の検索を要する場合には，緊急性はないが，1か月以内を目安に専門施設へ紹介する．

器質疾患のない斜視のうち，非共同性，麻痺性で後天発症の場合には，中枢神経系疾患や筋疾患の鑑別のため，緊急で専門施設の眼科と神経内科へ紹介する．0～1歳の共同性斜視のうち，早期発症で恒常性の場合には，原因検索と早期眼位矯正のため2，3週間以内を目安に早急に専門施設へ紹介する．

4．経過観察のポイント

さまざまな眼器質疾患を持つこどもに対して病診連携にて経過観察する場合，白内障，緑内障，網膜剥離等の併発や再発がないか慎重に診ていく必要がある．就学前のこどもに対しては，3か月に1回程度の定期検査が望ましい．また左右差に注意して視機能の発達を評価し，屈折異常や斜視を合併した際には治療の適否を検討する．ロービジョン児に対しても積極的に眼鏡矯正を行うことで，保有視機能の向上と活用を促すことができる．

斜視や弱視に対しては，眼位，両眼視，視力の経過を定期的に観察し，調節麻痺下精密屈折検査と眼底検査を半年に1回を目安に実施する．完全屈折矯正眼鏡，プリズムや弱視訓練による治療を継続中に，眼位が悪化して手術治療を要する場合，弱視治療が奏効せず精密検査を要する場合には，専門施設への紹介が必要となる．

文　献

1) 標準的な乳幼児健診に関する調査検討委員会：乳幼児健康診査身体診察マニュアル．2018．(https://www.ncchd.go.jp/center/activity/kokoro_jigyo/manual.pdf)

2) 日本眼科医会：園医のための眼科健診マニュアル．2019.

3) 丸尾敏夫，神田孝子，久保田伸枝ほか：三歳児健康診査の視覚検査ガイドライン．眼臨医，**87**：303-307，1993.

4) 林　思音，仁科幸子，森　隆史ほか：三歳児眼科健診における屈折検査の有用性：システマティックレビュー．眼臨紀，**12**：373-377，2019.
Summary　本邦における1990〜2018年の文献調査によって屈折検査の有用性を検証した論文である．

5) 日本眼科医会：3歳児健診における視覚検査マニュアル〜屈折検査の導入に向けて〜．2021.（発刊予定）

6) 石井杏奈，仁科幸子，松岡真未ほか：眼器質疾患をもつ低年齢児に対するSpot™ Vision Screener．日視会誌，**48**：73-80，2019.

7) 日本弱視斜視学会，日本小児眼科学会：小児科医向けSpot Vision Screener運用マニュアルVer.1. 2018.
（https://www.jasa-web.jp/c-news/1489, http://www.japo-web.jp/_pdf/svs.pdf）

MB OCULI. No. 98：9－15, 2021

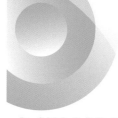

特集／こども眼科外来 はじめの一歩―乳幼児から小児まで―

小児眼瞼・涙器 はじめの一歩

OCULISTA

松村　望*

Key Words： 先天鼻涙管閉塞(congenital nasolacrimal duct obstruction)，先天睫毛内反症(congenital epiblepharon)，先天眼瞼下垂(congenital ptosis)，自然治癒(spontaneous resolution)，涙道内視鏡(dacryoendoscopy)

Abstract： 乳幼児が眼科を受診するきっかけとして，流涙，眼脂，眼瞼の異常は頻度が高い．乳児の場合，原因疾患として先天鼻涙管閉塞が多い．自然治癒率が高いが，外科的治療を行う場合，時期や手法について議論がある．近年，先天鼻涙管閉塞に対し，涙道内視鏡を用いた治療の有用性が報告されている．睫毛内反は日本人の乳幼児に頻度が高く自然治癒傾向があるが，視機能に障害をきたす場合等，早期手術が必要なケースもある．先天眼瞼下垂は，特に屈折異常弱視の治療が重要である．いずれの疾患も，症状が似ている後天性疾患等もあり，鑑別に注意する．

はじめに

　小児が眼科を受診するきっかけとして，流涙，眼脂の症状は頻度が高い．その原因として，先天鼻涙管閉塞をはじめとする涙器疾患や，睫毛内反をはじめとする眼瞼疾患が多い．これらの疾患は自然治癒が期待できる一方で，自然治癒しない場合や重症化する場合があり，外科的治療が必要となる．いずれの疾患も，外科的治療の適応やタイミングについては議論がある．また，手術の内容も近年進歩がみられる．本稿ではこれらを整理し，乳幼児から小児によくみられる眼瞼・涙器の疾患についてまとめる．

乳幼児に流涙・眼脂をきたす疾患

　乳幼児に流涙・眼脂をきたす疾患として，涙器疾患，睫毛内反，角結膜炎，外傷・異物，緑内障

等が挙げられる．本稿では，このなかでも特に頻度の高い涙器疾患と睫毛内反を中心に解説する．また，流涙の原因とはなりにくいが，頻度の高い眼瞼下垂についても触れる．

1．涙器疾患

1）先天鼻涙管閉塞

a）症状と自然経過

　乳幼児の流涙・眼脂の原因として頻度が高い疾患である．典型的な症状は，生後まもなくから眼脂と流涙がはじまり，抗菌点眼薬を使用することで眼脂は一時的に減るものの，点眼をやめるとまた眼脂が増える，といった症状をくりかえす．新生児の6～20%にみられ[1]，自然治癒率が高く，新生児であれば1歳までの自然治癒率が9割を超えると報告されている[2]．原因は，鼻涙管下端の開口不全とされており，膜状閉塞が最も多い(図1)[1][3]．近年，先天鼻涙管閉塞と遠視や弱視との関連を指摘する報告もあり，視機能にも留意する．

b）診　断

　問診や症状等から先天鼻涙管閉塞を疑った場

* Nozomi MATSUMURA，〒232-8555　横浜市南区六ツ川 2-138-4　神奈川県立こども医療センター眼科，顧問

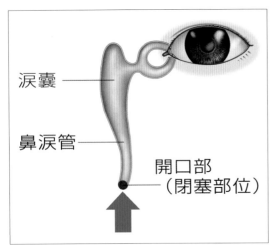

図 1. 先天鼻涙管閉塞の模式図
先天鼻涙管閉塞の閉塞部位は鼻涙管下端であり，膜状閉塞が最も多い．

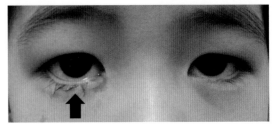

図 2. 先天鼻涙管閉塞の色素残留試験
右側（矢印）の先天鼻涙管閉塞の色素残留試験．フローレス色素を両側の眼瞼結膜に塗布して 15 分程度放置する．導涙障害のある側のみ色素が残留する．

合，最初に行う検査は色素残留（消失）試験である．これは，フローレス色素を両方の眼瞼結膜に塗布し，15 分ほど放置して，眼表面に色素が残留するか調べる検査である．ハンドスリットのブルーライトをあてると判定しやすい．涙道閉塞（狭窄）があれば，眼表面への色素の残留がみられ，非侵襲的で簡便に導涙障害を診断する方法として有用である（図 2）．涙道閉塞の診断には涙管通水検査も有用であるが，体動制御の困難な小児に対しては，無理に行わなくても良い．

c）治療のタイミングと手法

先天鼻涙管閉塞は自然治癒率が高いことから，生後 6 か月頃までは経過観察が基本となる．抗菌点眼薬は眼脂や眼瞼炎の症状が強いときに使用する．涙嚢マッサージにより自然治癒率が上昇するとする報告もあるが，十分なエビデンスはない．

外科的治療に関しては，涙点側からブジーや涙道内視鏡等の細い棒状の器具を挿入し，閉塞部位を穿破するプロービングと呼ばれる手法が最もよく行われており，奏効する．プロービングを行うタイミングについては世界的に議論がある．2017 年のコクランのシステマティックレビューでは，生後 12 か月以前に局所麻酔下で行うプロービングと，1 歳以上になってから全身麻酔下で行うプロービングとを比較し，治療成績，費用対効果の両面で明らかな差がなく，どちらが良いか結論付

けられないと報告されている[4]．プロービングのタイミングが遅くなることで自然治癒率が上がり，外科的治療を要する症例が少なくて済む一方で，1 歳を過ぎて自然治癒せず手術が必要となった場合は，全身麻酔が必要となる．生後 6〜9 か月の片側性先天鼻涙管閉塞の乳児を半年経過観察した場合，66％が自然治癒し，27％は全身麻酔下での治療が必要になったと報告されている[5]．このような状況を保護者に説明し，地域で全身麻酔の涙道手術に対応できる施設があるかどうか等も踏まえ，総合的に外科的治療のタイミングを決める．体動制御が困難な 1 歳以降になってから局所麻酔での外科的治療を希望することがないように，最初の受診の段階で，「いつ頃まで経過をみる予定か，自然治癒しなかった場合はどのように治療するか」を説明し，紹介が遅くなりすぎないよう注意する．

近年，日本を中心に，涙道内視鏡を用いた先天鼻涙管閉塞開放術の有用性が報告されている（図 3）[3]．小児の涙道内視鏡手術は原則として全身麻酔下で行う．設備や手技の習得が必要となるため，現時点で対応できる施設は限られるが，有用な治療方法である．

プロービングの合併症として，稀ではあるが敗血症等の感染症の報告がある．生後 6 か月未満の未熟な乳児やプロービング不成功例において感染症のリスクが高いと考えられる．ブジー等の盲目的操作によるプロービングを何度も繰り返すことは避ける．

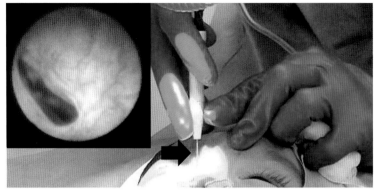

図 3. 涙道内視鏡を用いた先天鼻涙管閉塞開放術
涙道内視鏡を用いて先天鼻涙管閉塞開放術を行うことで，可視下に正確なプロービングが可能となる．挿入部分のプローブの直径は 0.9 mm（矢印部分）．左上は涙道内視鏡の映像（先天鼻涙管閉塞の閉塞部位を開放したところ）

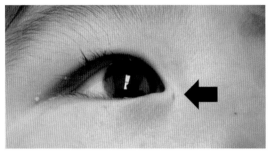

図 4. 先天涙囊皮膚瘻
内眼角のやや下方に，皮膚のしわに隠れるような位置に瘻孔がみられる．瘻孔は涙道とつながっており，漏涙や炎症（瘻孔炎）がみられることがある．

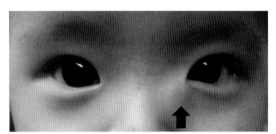

図 5. 先天涙囊ヘルニア
内眼角のやや鼻下側の涙囊部分に一致して，青緑色の隆起がみられる．先天鼻涙管閉塞の一亜型であり，新生児の急性涙囊炎の原因となる．

2）先天涙点閉塞

上下涙点閉塞は，流涙が中心で眼脂は少ないことが多い．眼脂が少ないことから，軽症の先天鼻涙管閉塞と誤診され，治療時期が遅れることが多い．色素残留試験で涙道閉塞の診断を行う際には，先天鼻涙管閉塞と先天涙点閉塞の鑑別が必要となる．涙点の膜状閉塞が最も多いが，稀に涙点の形成不全や欠損がみられることがあり，難治な涙道閉塞を伴うことが多い．上下涙点閉塞を開放する際は，先天鼻涙管閉塞を合併している可能性を考慮する．

3）先天涙囊皮膚瘻

下涙点の下方に皮膚のしわに隠れるように瘻孔がみられるものである（図 4）．日本人小児の1.65％にみられると報告されている．無症状の場合は経過観察のみで良い．瘻孔から涙液がリークする場合や，瘻孔炎をくりかえす場合は外科的治療の対象となる場合がある．先天鼻涙管閉塞を合併している場合は，先天鼻涙管閉塞のプロービングを行うことで，リークや炎症がおさまる場合も多い．瘻孔炎は急性涙囊炎と似てみえる場合があり注意が必要である．

4）先天涙囊ヘルニア

新生児期より涙囊部分が青緑色に隆起してみえる（図 5）．新生児急性涙囊炎の原因であることが多い．しばしば自然治癒する．両側性の場合は呼吸困難をきたす可能性があるので注意を要する．外科的治療は，鼻腔内から下鼻道に張り出している囊胞壁を切開する方法が有用である．涙点側からのプロービングは，総涙小管部分でチェックバルブ（一方通行弁）を起こしているため難しい．近年，出世前診断で診断される機会が増えた．

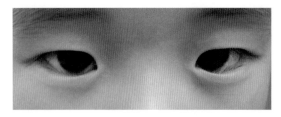

図 6.
睫毛内反症
両側下眼瞼の睫毛内反症．睫毛が眼球に接触することで，
異物感，充血，流涙，眼脂等の原因となる．

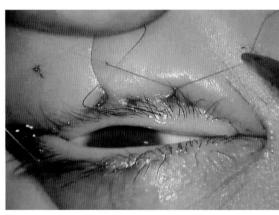
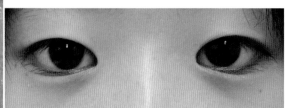

図 7．下眼瞼睫毛内反症の手術（通糸埋没縫合法）　　　　　　a｜b
　a：通糸埋没縫合法の術中（surgeon's view）．結膜から皮下に向けて 2 針通糸して
　　縫合している．写真は 1 針目の縫合を行っているところ．
　b：通糸埋没縫合法の術後 1 か月．睫毛の眼球への接触はみられず，しわも目立た
　　ない．切開法と比較すると再発率が高い．

5）後天性涙道閉塞

　小児の後天性涙道閉塞は，東アジアでは流行性角結膜炎後の涙道閉塞が最も多いと報告されている．流行性角結膜炎に罹患した際に，結膜に偽膜の形成がみられた場合，同様の瘢痕組織が涙道内に形成される可能性があるため注意を要する．涙道内視鏡を用いた涙管チューブ挿入術が有用であるが，手術は技術的に難しい．

　小児の涙器疾患は，先天鼻涙管閉塞ばかりと思い込まれがちであるが，実際にはそれ以外の疾患も少なくない．特に，初診時に月齢が高い症例は，涙点閉塞や後天性涙道閉塞を念頭に置いた鑑別診断が必要である．

2．眼瞼疾患

1）先天性睫毛内反症

a）臨床上の特徴と手術時期

　小児の睫毛内反のほとんどは先天性睫毛内反であり，下眼瞼単独または上下眼瞼の睫毛内反が大部分を占める．下眼瞼の睫毛が頭側（上方）に向かい，眼表面に接触している状態である（図 6）．先天睫毛内反は成長に伴って自然軽快することが多い．日本人乳児（0 歳児）の有病率は 46％であり，その後成長に伴って減少するものの，10 歳で 2％程度となり，以降は自然治癒傾向がみられないと報告されている[6]．手術のタイミングは，症例によって異なる．軽症例は 10 歳以降まで待って良いと考えられるが，症状（異物感や羞明）の強い症例，角膜混濁，弱視を伴う症例等に対しては，より早期（一般的には 3 歳以降〜未就学の頃）に手術を行うことがあり，手術可能な施設への紹介を検討する．睫毛内反の小児には乱視や屈折性弱視が多く[7]，視覚感受性期を考慮した手術の選択と，屈折や視機能のフォローアップを行うことが重要である．

b）外科的治療

　自然治癒しない睫毛内反に対しては，外科的治療が選択される．手術方法は大きくわけて 2 通り，皮膚切開を行わない縫合法と，行う切開法がある[8]．縫合法のバリエーションとして，通糸埋没縫合法（図 7），ビーズ法等がある．いずれも切開

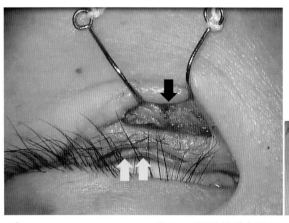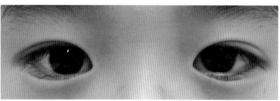

a | b

図 8. 下眼瞼睫毛内反症の手術(切開法,Hotz 変法)

a：Hotz 変法の術中(surgeon's view).皮膚を切開し,皮下の眼輪筋等を切除し,瞼板を露出したところ(矢印).この後,瞼板と皮下を縫合する.本症例は lid margin split(黄矢印)を併施している.

b：切開法(Hotz 変法および lid margin split)の術後 1 か月.睫毛の眼球への接触はみられない.下眼瞼の重瞼形成がみられるが,時間とともに目立たなくなる.

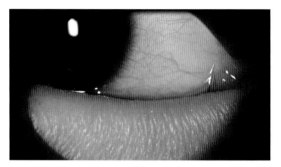

図 9. 眼瞼内反症
睫毛ではなく,眼瞼皮膚が内側に回転している.通常の睫毛内反症とは異なる.睫毛は,皮膚に巻き込まれて正面からはないようにみえるが,多数の睫毛と皮膚が眼球と接触し,充血や角膜混濁を伴っている.

法と比べて簡便で短時間で済むため,比較的早期から局所麻酔で手術できる可能性が高くなるが,再発率が高い.切開法の手技としては,瞼板と皮下を縫合する Hotz 変法が一般的によく行われている.切開法は縫合法と比較すると手技の習得がやや難しくなるが,再発を減らすために lid margin split や内嘴形成等の手技を同時に施行することも可能であり,より重症度の高い症例への対応も可能となる(図 8).術式は,麻酔方法(全身麻酔か局所麻酔か),重症度,乱視や弱視等の視機能等を考慮して選択する.

c）鑑別診断

小児の睫毛内反症のほとんどが先天睫毛内反である.しかし稀ではあるが,眼瞼内反もみられ,鑑別を要する(図 9).眼瞼内反は眼瞼そのものが眼球方向に回転している.睫毛内反に比べて手術が難しい.また,小児緑内障の眼球拡大に伴う睫毛内反も稀にみられることから,注意を要する.

先天鼻涙管閉塞と先天睫毛内反はしばしば合併していて鑑別に迷うことがあるが,色素残留試験を行うことで,比較的容易に鑑別できる(鼻涙管閉塞の場合のみ 15 分後に色素が眼表面に残留し,睫毛内反では残留しない).

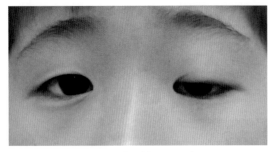

図 10. 先天性眼瞼下垂
左眼の先天性単純性眼瞼下垂. 正面視で瞳孔領
が十分露出しないため, 顎を上げてものを見る
ことが多い. 左眼の乱視と弱視および上直筋遅
動を伴っていた症例

2) 先天性眼瞼下垂

a) 臨床上の特徴と手術時期

　小児の眼瞼下垂のほとんどは先天性眼瞼下垂で
ある. 先天性眼瞼下垂は, 眼瞼下垂以外に異常の
ない単純性, ほかに異常を伴う複合性(Marcus
Gunn 現象, 先天性外眼筋線維症, 先天性瞼裂狭
小症候群等), および神経原性がある. 先天性単純
性眼瞼下垂は, 眼瞼挙筋の形成不全によるものが
大半を占め, 片眼性が 70% 以上と報告されてい
る. 眼瞼挙筋の収縮と伸展が障害されているた
め, 典型例では下方視でむしろ瞼裂が開大し, 時
に閉瞼不全を呈する. また, 上直筋の遅動ならび
に上下斜視を合併する症例もある(図10). 先天性
眼瞼下垂は弱視の頻度が 15〜25% と報告されて
いるが, 形態覚遮断弱視よりも屈折異常弱視, 不
同視弱視, 斜視弱視のほうが高頻度であり, 屈折
矯正と弱視治療が眼瞼下垂の治療においては特に
重要である[9]. 眼瞼下垂に対しては手術治療が行
われるが, 手術時期は症例の重症度や希望に基づ
いて判断する.

b) 外科的治療

　眼瞼下垂の手術は通常, 前頭筋吊り上げ術と挙
筋短縮術のいずれかが選択される. 先天眼瞼下垂
は挙筋機能が障害されているため, 前頭筋吊り上
げ手術が第一選択となる場合が多く, 挙筋短縮術
は主に軽症例に選択される. 吊り上げ手術におい
ては, 大腿筋膜移植が一般的に行われているが,
近年ゴアテックスシートを用いた手術も普及しつ
つある.

c) 鑑別診断

　小児の眼瞼下垂のほとんどは先天性であるが,
稀に後天性眼瞼下垂もみられるため, 鑑別を要す
る. 小児の後天性眼瞼下垂がみられた場合, まず
重症筋無力症を疑う. 発症年齢として 5 歳未満に
ひとつのピークがあり, 症状の日内変動, 易疲労
性, 斜視を伴う場合がある等の特徴がみられる.
簡便なスクリーニング検査としてアイステスト
(眼瞼を保冷剤等で冷却すると眼瞼下垂が改善す
る)がある. このほかの後天性眼瞼下垂の原因と
して, 動眼神経麻痺, 頭蓋内腫瘍, 眼窩内腫瘍等
があり, これらが疑われる場合は, 画像診断を行
う.

おわりに

　小児が眼科を受診する原因として頻度の高い涙
器, 眼瞼の疾患についてまとめた. 小児の涙器,
眼瞼疾患を診療する際に共通する注意点として,

- 自然治癒傾向がある疾患でも外科的治療が必要
な場合があり, 漫然と経過観察をせず, 適切な
タイミングで外科的治療や紹介を検討する.
- 視機能の発達を障害する場合があり, 適切に屈
折矯正や弱視治療を行う.
- すべてが先天性とは思いこまず, 後天性疾患や
他の疾患との鑑別を念頭に置く.

等が挙げられる. 検査の難しい乳幼児期の受診が
多いこともあり, あらかじめ鑑別診断を念頭に置
いて, なるべく小児を泣かせないよう, 手際良い
診療を心掛けたい.

文 献

1) Young JD, MacEwen CJ：Managing congenital
   lacrimal obstruction in general practice. BMJ,
   315：293-296, 1997.
2) MacEwen CJ, Young JD：Epiphora during the
   first year of life. Eye, **5**：596-600, 1991.
3) Matsumura N, Suzuki T, Goto S, et al：Trans-
   canalicular endoscopic primary dacryoplasty for
   congenital nasolacrimal duct obstruction. Eye
   (Lond), **33**：1008-1013, 2019.

4) Petris C, Liu D：Probing for congenital nasolacrimal duct obstruction. Cochrane Datebase Syst Rev, 2017. doi：10.1002/14651858.CD011109.pub2.
Summary 先天鼻涙管閉塞の診療に関して，世界の文献を網羅的に調べたコクランのシステマティックレビュー.

5) Pediatric Eye Disease Investigator Group(PEDIG)：A Randomized Trial Comparing the Cost-Effectiveness of 2 Approaches for Treating Unilateral Nasolacrimal Duct Obstruction：Arch Ophthalmol, **130**：1525-1533, 2012.
Summary 先天鼻涙管閉塞の外科的治療の時期を，1歳未満と1歳以上に分けて検討したランダム化比較試験. 治療成績に有意差はない.

6) Noda S, Hayasaka S, Setogawa T：Epiblepharon with inverted eyelashes in Japanese children. I. Incidence and symptoms. Br J Ophthalmol, **73**：126-127, 1989.

7) Shih MH, Huang FC：Astigmatism in children with epiblepharon. Cornea, **26**：1090-1094, 2007.

8) 野田実香，石嶋　漢："下眼瞼通糸埋没法""下眼瞼切開法". 専修医石嶋くんの眼瞼手術チャレンジノート. 金原出版，pp. 386-405，2017.
Summary 小児の眼瞼の手術(睫毛内反症，眼瞼下垂)について，初心者でもわかりやすい教科書.

9) Preechawai P, Amrith S, Wong I, et al：Refractive changes in epiblepharon. Am J Ophthalmol, **143**：835-839, 2007.

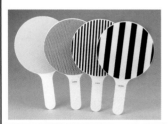
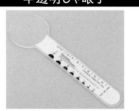
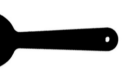
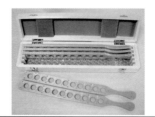
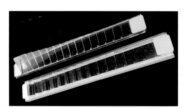
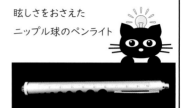
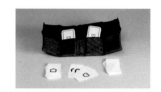
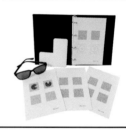

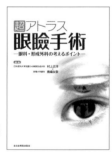
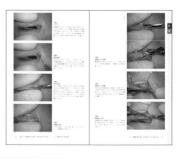

MB OCULI. No. 98：17-25, 2021

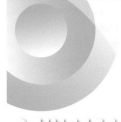

特集／こども眼科外来 はじめの一歩—乳幼児から小児まで—

小児斜視・弱視 はじめの一歩

森本 壮*

OCULISTA

Key Words： 乳児内斜視(infantile esotropia)，調節性内斜視(accommodative esotropia)，急性後天性共同性内斜視(acute acquired comitant esotropia)，間欠性外斜視(intermittent exotropia)，弱視(amblyopia)

Abstract：斜視・弱視は，比較的多い疾患であるにもかかわらず，一般眼科医にとって苦手な分野である．さらに小児となると，新生児，乳児，幼児，学童，学齢生徒まで含まれ，年齢によって診察の難しさも，疾患の種類も診察のポイントも変わり，さらに視機能の発達期でもあり慎重に診療を行う必要がある．また，斜視・弱視は，心理物理学的な診察法や斜視・弱視特有の難しい専門用語の理解や知識を必要とするため，他の眼科疾患のように OCT 等の画像検査で視覚的に誰もが明確に診断ができる分野でないため，一般眼科医から敬遠されやすいと考える．

　本稿では，小児斜視・弱視のはじめの一歩として，小児斜視・弱視の診察に慣れていない医師に向けて，視覚の発達や内斜視，外斜視，弱視について，各疾患に対して日常診療を行うために必要最低限知っておくべきポイントについてできるだけわかりやすく述べている．ご一読いただき明日の診療にご活用いただければ幸いである．

はじめに

　斜視・弱視の頻度は，斜視は 1.93％[1]，弱視は 1.75％[2]で，比較的多い疾患である．しかしながら，斜視・弱視は一般眼科医にとって苦手な分野であり，さらに小児となると余計に難しくなる．15 歳以下を小児と定義するが，小児には新生児，乳児，幼児，学童，学齢生徒まで含まれ，年齢によって診察の難しさも，疾患の種類も，診察のポイントもさまざまで，さらには視機能の発達期でもあり慎重に診療を行う必要がある．また斜視や弱視は他の眼科疾患のように OCT 等の画像検査で明確に診断ができず，心理物理学的な診察法や斜視・弱視特有の知識を必要とされ，習熟に時間を要するため，とっつきにくい分野であると考え

る．

　しかしながら，小児斜視・弱視診療は一見難しいようで，基本を押さえればそれなりに診療はできると考えており，本稿では，小児斜視・弱視のはじめの一歩として，診療を行うために必要最低限知っておくべき診察のポイント等について述べる．ぜひ，ご一読いただき，明日の診療にご活用いただければ幸いである．

小児の斜視診療

　小児の斜視診療の目的は，眼位矯正，両眼視機能の発達，視力の発達である．眼位，両眼視機能，視力は，図 1 のような関係であり，それを念頭に診療を行う．この相関図を元にそれぞれに対して必要な検査を行えば良い(図 2)．それぞれの検査については，誌面の都合上詳しくは述べないので，成書を参照していただきたい[3][4]．

* Takeshi MORIMOTO，〒565-0871 吹田市山田丘2-2 大阪大学医学部眼科学教室，准教授

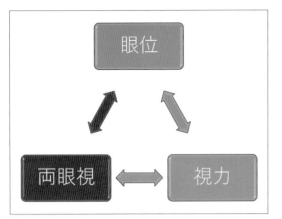

図1. 眼位，両眼視（機能），視力の関係

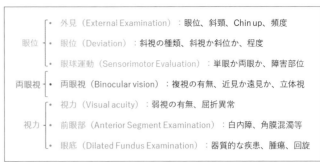

眼位	外見（External Examination）：眼位、斜頸、Chin up、頻度
	眼位（Deviation）：斜視の種類、斜視か斜位か、程度
	眼球運動（Sensorimotor Evaluation）：単眼か両眼か、障害部位
両眼視	両眼視（Binocular vision）：複視の有無、近見か遠見か、立体視
視力	視力（Visual acuity）：弱視の有無、屈折異常
	前眼部（Anterior Segment Examination）：白内障、角膜混濁等
	眼底（Dilated Fundus Examination）：器質的な疾患、腫瘍、回旋

図2. 眼位，両眼視（機能），視力とそれぞれに対応する検査

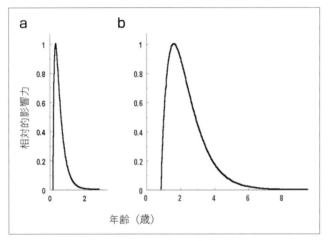

図3. 立体視の感受性期
乳児内斜視では，立体視の感受性期は2歳頃に終わるのに
対し(a)，調節性内斜視では6歳頃まで続く(b).
（文献5より抜粋，改変）

　もう1つ重要なことは，問診である．小児の診察では，生直後の新生児，発達障害の合併や患児が病院に慣れていない，集中力がない等，患児の状況によっては診察ができない場合がある．そのため問診しかできない場合があり，問診は非常に重要である．また，患児が自分の症状を正確に説明できることはほとんどないため，両親または保護者から取ることになり，小児の診察に慣れていなくてもできる行為である．

　問診を取る際のポイントで重要なのは，発症時期である．発症時期を特定することが，診断やその後の治療にとって重要である．小児の斜視の発症時期については，立体視の感受性期に留意する必要がある．

　乳児内斜視の立体視の感受性期は，図3-aのように，生直後から2歳頃までである[5]．そのため乳児内斜視のように生直後から眼位の平行性が保たれていない場合は立体視を得ることが困難である．ゆえに良好な立体視を獲得するためには，早期に斜視手術等で眼位矯正が必要である．一方，調節性内斜視のように生後1歳頃までは眼位が正位に保たれており，それ以後に発症する場合は6歳頃まで立体視の感受性期は続く[5]ため（図3-b），乳児内斜視のように早期手術は必要ではない．

　小児の間欠性外斜視では，複視や眼精疲労を訴えるよりも，整容的な問題で手術適応を決めることが多い．そのため，問診では整容的にどの程度目立つかを聞くことが重要である．外斜視の頻度

NCS：斜視の顕在化のチェック

1）家庭での観察	0：全くなし 1：遠見時に時々気づく（50%未満） 2：遠見時にしばしば気づく（50%を超える） 3：斜視/片眼つむり（遠見でも近見でも）
2）診察室での観察（近見）	0：遮閉で顕性　瞬きなしで戻る 1：遮閉で顕性　瞬きで戻る 2：自然に顕性/融像の破綻　戻らない
3）診察室での観察（遠見）	0：遮閉で顕性　瞬きなしで戻る 1：遮閉で顕性　瞬きで戻る 2：自然に顕性/融像の破綻　戻らない

合計点数＝1）＋2）＋3）

図 4. Newcastle control score（NCS）
斜視の整容面での評価．家庭と診察室での眼位の程度を評価し，各項目の点数を合計する．
（文献6より翻訳）

を評価する方法としてNewcastle control score（NCS）等がある（図4）[6]．

以下に，斜視の種類ごとの診療のポイントについて述べる．

斜視の種類とそれに対する診療

1．内斜視

内斜視は，乳児内斜視と遠視が強いために生じる調節性内斜視，後天性に生じる急性内斜視に分かれる．診断の確定には，全身疾患の合併あるいは頭蓋内疾患，先天白内障や網膜芽細胞腫等，器質性眼疾患の除外が必要である．

1）乳児（先天）内斜視

生後6か月前に発症し，一定の大斜視角（30 PD以上）（図5-a），小～中等度の遠視，潜伏性眼振，交代性上斜位，交叉固視のため外転制限がみられ，両眼視機能の欠如または低下を伴う．

＜診察のポイント＞

問診では，発症時期の確認が重要で，6か月頃までに内斜視になっているかどうかを確認する．可能であれば保護者に生直後からの写真等を持参してもらう等して確認する．

検査は，眼位検査で偽内斜視でないことや，外転が可能かどうか確認する．調節性内斜視を除外するために，アトロピン点眼を用いて調節麻痺下での屈折検査を行い，強い遠視等の屈折異常がないかどうか確認する．

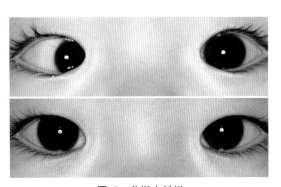

a/b **図 5.** 乳児内斜視
生後8か月，男児．生直後から内斜視を認めた（a）．乳児内斜視と診断し，1歳1か月時に両眼内直筋後転術を施行し，内斜視は改善した（術後3か月）（b）．

治療は，眼位矯正および立体視の獲得のために斜視手術を行う（図5-b）．立体視の感受性期（図3-a）を考慮し，手術時期を決定する．

2）調節性内斜視

未矯正の強い遠視による過剰な調節に伴う輻湊過多と融像後の開散不良によって生じる．また，不同視がある場合は，強度遠視でなくても調節性内斜視となる場合がある．小児の内斜視で最も頻度が高く，発症時期は，1歳5か月～4歳の間で，眼位は最初は間欠性であるが経過とともに顕在化してくる[7]．調節性内斜視は屈折性，部分調節性，非屈折性の3つに分類される．

＜診察のポイント＞

調節麻痺下での屈折検査（3歳未満ではアトロ

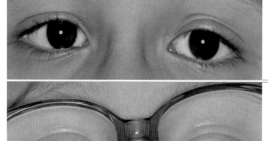

APCT(眼鏡なし)	
5m	12△ET
30cm	14△ET
APCT(眼鏡装用)	
5m	4△ET
30cm	6△ET

図 6. 調節性内斜視

3歳, 男児. 軽い内斜視を認めた(a). 調節麻痺点眼下での屈折検査で両眼とも＋6.5 D の遠視を認めたため, 眼鏡を処方し, 内斜視が改善した(b).

a
b

ピン点眼を用い, 3歳以上ではシクロペントレート点眼)を行い, ＋2 D 以上の遠視がある場合は眼鏡を装用させ, 眼位が正位になるかどうか確認する. ほとんどが3か月以内の眼鏡装用で眼位が落ち着くことが多い. 完全矯正眼鏡を装用した後に10△ 以上の内斜視角の減少がみられ, かつ残余斜視が10△ 未満なら屈折性(図6), 10△ 以上なら部分調節性と診断する.

部分調節性内斜視で, 完全矯正眼鏡装用下での残余斜視の角度が大きい場合は斜視手術を行い, 角度が小さい場合はプリズム眼鏡を処方する.

非屈折性調節性内斜視は, 近見斜視角が遠見斜視角より10△ 以上大きいものをいう. 調節努力によって異常に大きな輻湊が生じ, 近方ではより多くの調節が起こるため, それに伴い過剰な輻湊がより顕著になり, 遠方よりも近方の斜視角のほうがより大きくなる. AC/A(accommodative convergence：調節性輻湊/accommodation：調節)比を測定し, AC/A 比の正常範囲は3〜5なので, それを超えると高 AC/A と診断する.

治療は近用部には＋3 D のレンズを付加した遠近両用眼鏡(二重焦点眼鏡または累進焦点眼鏡)を処方する(図7).

3) 急性後天性共同性内斜視

急性後天性共同性内斜視(AACE)は, 以前は正位と思われていた小児が突然, 複視を伴って発症した共同性内斜視である(図8). 強い屈折異常はなく, 頭蓋内疾患等, 器質的疾患を除外したものをいう. AACE は Swan 型, Burian-Franceschetti 型, Bielschowsky 型の3つに分類されている. Swan 型は, 片眼が抑制され両眼での融像ができなくなり内斜視になったタイプで, Burian-Franceschetti 型は通常軽度の遠視であるが比較的大きな角度の共同性内斜視で複視を伴う. 外傷, 発熱, 精神的ストレスと関連することが多い. Bielschowsky 型は, 思春期や成人に起こり, −5 D 程度までの軽度〜中等度近視で遠見と近見の内斜視の角度は同じである. そのメカニズムは, 未矯正の過度の近視が原因で, 輻湊と開散のバランスがとれなくなり, その後, 内直筋の緊張が高まり内斜視になると考えられている[8]. 最近では, 長時間のスマートフォンの使用と関連した AACE についても報告されている[9].

<診察のポイント>

問診による発症時期, スマホ使用時間等の聴取, 頭部 MRI 検査等で頭蓋内疾患等を除外する.

治療は, 屈折矯正, プリズム眼鏡の処方や斜視角が大きい場合は斜視手術, また12歳以上の小児の場合はボツリヌス毒素 A(BTX)注射も可能であるため BTX 注射を行う場合もある.

2. 外斜視

小児の外斜視は, 間欠性外斜視がほとんどであ

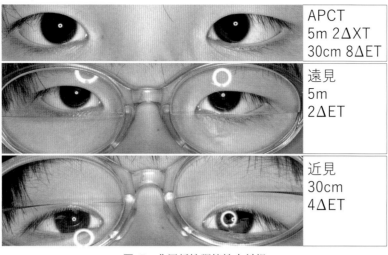

図 7. 非屈折性調節性内斜視

5歳，女児．遠見と近見で 10Δ の内斜偏位の差があり（a），エグゼクティブタイプの 2 重焦点眼鏡を処方し，遠近ともに内斜視が改善した（b，c）．

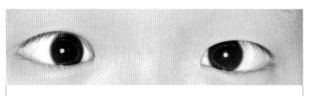

APCT
5m 右30Δ、左20ΔET
30cm右30Δ、左30ΔET

RV =（ 1.0 x S-3.00D=C-1.50D Ax 170° ）
LV =（ 1.0 x S-2.00D=C-0.50D Ax 175° ）

図 8. 急性共同性後天内斜視

11歳，男児．数か月前から急に複視を自覚した．近視だが眼鏡装用せず，携帯型ゲーム機を長時間行っていた．遠近ともに大角度の内斜視を認めた．

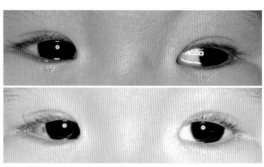

図 9. 乳児外斜視

4か月，女児．生直後より外斜視を認めた（a）．全身精査の結果，CFC（cardio-facio-cutaneous）症候群と診断された．両眼外直筋後転術を施行し，外斜視は改善した（b）．

るが稀に恒常性外斜視もある．乳児発症の恒常性外斜視に対しては，乳児内斜視と同様に立体視の感受性期を考慮して，斜視手術等，眼位矯正が必要であるが，乳児外斜視は乳児内斜視と異なり，全身疾患の合併や器質性眼疾患の合併が多いため，それらを含めて慎重に診察をする必要がある（図9）．

1）間欠性外斜視

間欠性外斜視は，東洋人で最も頻度の高い斜視である[10]．間欠性外斜視では，通常は視力，両眼視機能には異常がなく，整容面と眼精疲労が問題となる．

＜診察のポイント＞

間欠性外斜視は，眼位が外方偏位している状態と正位の状態が混在する状態であり（図10），外斜位との区別が難しい．遮閉-非遮閉試験を行い，遮閉後の両眼開放下になったときの融像よせ運動がない場合や，遮閉眼が動かない場合は外斜視と判断する．外斜位から間欠性外斜視，恒常性外斜視へと移行するため，同一のスペクトラムの疾患と考えられる．

治療は，整容面で問題となる場合，両眼視機能の低下，複視や眼精疲労のある場合に行う．

外斜視の治療法には視能訓練，プリズム眼鏡，斜視手術がある．斜視角が小さい場合は，プリズ

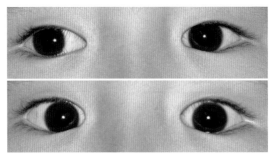

図 10．間欠性外斜視
6歳，女児．外斜視(a)のときと正位(b)の
ときが混在する．$\frac{a}{b}$

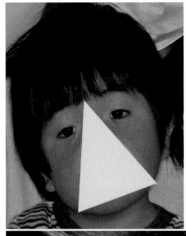

$\frac{a}{b}$

図 11．
先天上斜筋麻痺
　a：4歳，男児．左上斜筋麻痺．健側(右)への頭位傾斜
　b：8歳，男児．右上斜筋麻痺．BHTT で右側への頭位
　　傾斜で右眼が上転する(矢印)

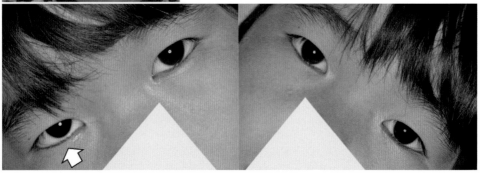

ム眼鏡や輻湊訓練等の両眼視機能を強化する視能
訓練を行う．整容面で問題となる場合や恒常性に
移行する場合等で，斜視角が大きい場合は斜視手
術を行う．外斜視手術では眼位の戻りが問題とな
り，手術で15Δ以内の外斜位に収まる率は65%程
度[11]であり，戻りを想定して矯正量を多くすると
過矯正となり術後内斜視に発展する場合がある．
そのため，手術時期の決定や術前の説明が重要で
ある．

3．先天上斜筋麻痺

　上斜筋麻痺は先天性の上下斜視の原因で最も多

く，代償頭位をとるため健側への頭位傾斜を伴う
(図 11-a)．原因は，上斜筋自体の欠損，低形成，
付着部異常，滑車神経麻痺等が挙げられる．

＜診察のポイント＞

　9方向むき眼位検査で患眼の内下転方向の制限
および内転時の上転，Bielschowsky 頭位傾斜試験
(BHTT)(図 11-b)で患側への傾斜時の患眼の上
転運動，眼底検査で患眼の外方回旋等から診断を
確定する．また，眼窩 MRI 検査で上斜筋の異常を
確認する．

　治療は，小児では複視を訴えることは稀で，頭

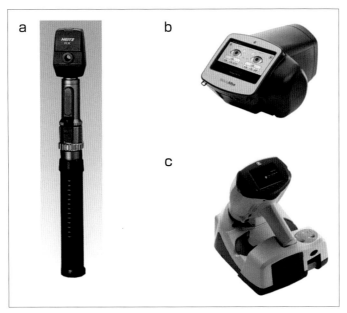

図 12. 新生児，乳児向けの屈折検査機器
a：レチノスコープ
b：スポットビジョンスクリーナー
c：手持ち式自動屈折計

位傾斜，上斜視，2次的下斜筋過動を消失させる
ために斜視手術を行う．

小児の弱視診療

　弱視とは，一眼または両眼に斜視や屈折異常が
あるか，あるいは形態覚の遮断が原因で生じた視
機能の低下である．一般に弱視とは，機能弱視を
さし，眼球または視覚路，視覚中枢に器質病変が
ありそれによって弱視となる器質弱視とは異な
る．機能弱視の定義は，具体的には，矯正しても
少数視力が0.9以下の状態をさす．

＜診察のポイント＞

　小児弱視診療においては，弱視を早期に発見
し，屈折矯正や弱視訓練を行うことが重要であ
る．調節麻痺点眼剤による屈折検査，その他，斜
視検査やOCT検査，眼底検査等も行い，どのタ
イプの弱視か診断し，治療を行う．

　診察をするうえで重要な点として，視覚の感受
性期と小児の視力の発達について知っておく必要
がある．視覚の感受性期は生直後から始まり，1
歳〜1歳半頃をピークに，その後徐々に低下し，8
歳頃までに終わる[12]．一方で，小児の視力の発達
の目安は，生後3か月で0.03，生後6か月で0.1，

1歳で0.2，3歳で0.6，4歳で0.8，6歳で1.0に
なる[13]．患児の年齢，そのときの視力を考えて弱
視訓練を計画する必要がある．

　弱視訓練としては，健眼遮閉や健眼アトロピン
点眼等がある．乳幼児の屈折，視力検査法，弱視
訓練の詳細については成書を参照していただきた
い[14)15]．

1．検影法の重要性

　新生児や乳児では，通常のオートレフラクト
メーターで屈折検査を行うことができない．また
最近ではスポットビジョンスクリーナー，手持ち
式自動屈折計等が市販されているが，強度の遠視
や近視では正確に検査できないため，レチノス
コープ（図12）を用いた検影法を行う必要がある．
検影法は，オートレフに比べて正確に測定するこ
とは難しいが，眼鏡装用に必要なおおまかな屈折
値は測定可能であり，また反射光の性状によっ
て，白内障，角膜疾患，眼底疾患のスクリーニン
グを行うこともできるため習熟は必須である．

2．弱視の種類と治療法について

　弱視は，①屈折異常弱視，②不同視弱視，③斜
視弱視，④微小斜視弱視，⑤形態覚遮断弱視の5
つに分類される．詳細については以下に述べる．

表 1. 乳幼児の眼鏡処方の基準（米国小児眼科学会）

	年齢（歳）	0〜1	1〜2	2〜3
不同視なし				
	近視	≧−4.00	≧−4.00	≧−3.00
内斜視なし	遠視	≧＋6.00	≧＋5.00	≧＋4.50
内斜視あり	遠視	≧＋2.00	≧＋2.00	≧＋1.50
	乱視	≧3.00	≧2.50	≧2.00
不同視あり				
	近視	≧−2.50	≧−2.50	≧−2.00
	遠視	≧＋2.50	≧＋2.00	≧＋1.50
	乱視	≧2.50	≧2.00	≧2.00

（文献 16 より改変）

1）屈折異常弱視

ある程度以上の両眼の屈折異常で，屈折異常の未矯正により両眼の網膜の中心窩像が不鮮明になることで生じる．遠視や乱視が原因のことが多いが，強度近視でも発症する．強度乱視による弱視を経線弱視と呼ぶ場合もある．斜視を伴わない場合は，3歳児健診や就学時健診でみつかる場合が多いが，最近では，小児科でのスポットビジョンスクリーナーの普及により早期に紹介される場合も増えている．

治療は眼鏡装用と弱視訓練を行う．

2）不同視弱視

不同視（左右眼の屈折異常の差が2D以上）が原因で発症した片眼性弱視である．屈折度の強い眼の網膜の中心窩像が不鮮明になることで生じる．弱視眼が＋2D以上の遠視で，不同視差が2D以上で生じることが多い．

治療は眼鏡装用によって度数の左右差をなくし，弱視訓練を行う．

3）斜視弱視

斜視が原因で発症した片眼性弱視で，恒常性斜視による複視や混乱視を防ぐため斜視眼が抑制されるために生じる．斜視眼が偏心固視となり，両眼視機能は不良である．

治療は，固視異常があれば固視矯正のために健眼遮閉を行う．固視が正常になれば，視力を上げるためにさらに健眼遮閉，健眼のアトロピン点眼や斜視手術を行う場合がある．

4）微小斜視弱視

微小斜視（斜視角 10Δ 以内）が原因で発症した片眼性弱視．斜視眼では，傍中心窩に固視点があるため弱視を発症する．斜視眼の中心窩抑制はみられるが，周辺融像での大まかな立体視を持つ．不同視を合併することが多く，斜視角もわずかなため不同視弱視として治療される場合があり，通常の弱視治療を行うが，不同視弱視で弱視治療に抵抗する場合は，本疾患を鑑別する必要がある．

5）形態覚遮断弱視

乳幼児期に形態覚刺激の遮断が原因で生じた片眼性または両眼性の弱視．形態覚遮断の原因は，先天白内障，角膜混濁，高度の眼瞼下垂，片眼の眼帯装用等であり，弱視の程度は形態覚遮断の発生した時期や期間によって異なるが，片眼性の場合，特に視力予後が不良である．

治療は原因疾患の治療が第一で，治療後に屈折矯正と弱視訓練を行うが，角膜デルモイドで瞳孔領にかかっている場合等，早期の角膜手術が困難な場合では，アトロピン点眼等を用いて瞳孔領を拡大し，視覚刺激を増やすようにする．

3．弱視治療の EBM について

弱視治療として，屈折矯正，健眼遮閉，健眼アトロピン点眼が一般的に用いられているが，弱視のプロトコルは施設や医師によってさまざまである．これに対し，米国とカナダの小児眼科医が中心になって Pediatric Eye Disease Investigator Group（PEDIG）が設立され，弱視治療に関するさまざまな多施設研究が実施された．その結果に基づき，米国では乳幼児に眼鏡を処方する際の基準を設けている（表1）[16]．また，健眼遮閉による治療効果についても，1日2時間の遮閉（うち1時間は近業をさせる）で，視力が2.2段階改善する等が報告されている[17]．PEDIG では弱視治療に関するさまざまな研究を実施しており，それらに基づいて弱視診療のプロトコルが設けられている[18]．

おわりに

本稿では，小児の斜視・弱視の診療の第一歩と

して，斜視・弱視の専門家ではない医師を対象として，最低限知っておくべき知識や診察のポイントについて述べた．本書をきっかけにさらに勉強したい方は，引用した文献や専門書を参照していただければ幸いである．

文　献

1) Hashemi H, Pakzad R, Heydarian S, et al：Global and regional prevalence of strabismus：a comprehensive systematic review and meta-analysis. Strabismus, **27**：54-65, 2019.

2) Hashemi H, Pakzad R MSc, Yekta A, et al：Global and regional estimates of prevalence of amblyopia：A systematic review and meta-analysis. Strabismus, **26**：168-183, 2018.

3) 不二門　尚編：弱視・斜視診療のスタンダード（専門医のための眼科診療クオリファイ），中山書店，2014.
   Summary　弱視・斜視について診断，検査，治療について網羅的にわかりやすく記載されており，初心者には必読の書籍.

4) 和田直子，小林昭子，中川真紀ほか編：視能検査学（視能学エキスパート），医学書院，2018.

5) Fawcett SL, Wang YZ, Birch EE：The critical period for susceptibility of human stereopsis. Invest Ophthalmol Vis Sci, **46**：521-525, 2005.

6) Haggerty H, Richardson S, Hrisos S, et al：The Newcastle Control Score：a new method of grading the severity of intermittent distance exotropia. Br J Ophthalmol, **88**：233-235, 2004.

7) Lembo A, Serafino M, Strologo MD, et al：Accommodative esotropia：the state of the art. Int Ophthalmol, **39**：497-505, 2019.

8) Buch H, Vinding T：Acute acquired comitant esotropia of childhood：a classification based on 48 children. Acta Ophthalmol, **93**：568-574, 2015.

9) Lee HS, Park SW, Heo H：Acute acquired comitant esotropia related to excessive Smartphone use. BMC Ophthalmol, **16**：37, 2016.

10) Chia A, Roy L, Seenyen L：Comitant horizontal strabismus：an Asian perspective. Br J Ophthalmol, **91**：1337-1340, 2007.

11) Pediatric Eye Disease Investigator Group：A Randomized Trial Comparing Bilateral Lateral Rectus Recession versus Unilateral Recess and Resect for Basic-Type Intermittent Exotropia. Ophthalmology, **126**：305-317, 2019.

12) 粟屋　忍：形態覚遮断弱視. 日眼会誌，**91**：519-544, 1987.

13) Anstice NS, Thompson B：The measurement of visual acuity in children：an evidence-based update. Clin Exp Optom, **97**：3-11, 2014.

14) 三木淳司，荒木俊介編：小児の弱視と視機能発達，三輪書店，2020.
   Summary　弱視について診断，検査，治療について基礎的なことから臨床まで網羅的にわかりやすく記載されており，初心者には必読の書籍.

15) 若山暁美，長谷部佳世子，松本富美子ほか編：視能訓練学（視能学エキスパート），医学書院，2018.
   Summary　視能訓練について網羅的にわかりやすく記載された貴重な書籍.

16) Miller JM, Harvey EM：Spectacle prescribing recommendations of AAPOS members. J Pediatr Ophthalmol Strabismus, **35**：51-52, 1998.

17) Wallace DK, Lazar EL, Crouch ER 3rd, et al：Time course and predictors of amblyopia improvement with 2 hours of daily patching. JAMA Ophthalmol, **133**：606-609, 2015.

18) Wallace DK, Repka MX, Lee KA, et al：Amblyopia Preferred Practice Pattern®. Ophthalmology, **125**：105-142, 2018.

Monthly Book OCULISTA
創刊5周年記念書籍

好評書籍

すぐに役立つ
眼科日常診療のポイント
―私はこうしている―

■編集　大橋裕一(愛媛大学学長)／村上　晶(順天堂大学眼科教授)／高橋　浩(日本医科大学眼科教授)

日常診療ですぐに使える！
診療の際にぜひそばに置いておきたい一書です！

眼科疾患の治療に留まらず、基本の検査機器の使い方から
よくある疾患、手こずる疾患などを豊富な図写真とともに
詳述！患者さんへのインフォームドコンセントの具体例を
多数掲載！
若手の先生はもちろん、熟練の先生も眼科医としての知識
をアップデートできる一書！ぜひお手に取りください！

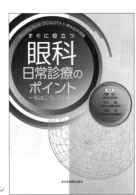

■2018年10月発売　オールカラー　B5判
300頁　定価10,450円(本体9,500円＋税)
※Monthly Book OCULISTA の定期購読には含まれておりません

Contents

全日本病院出版会　〒113-0033 東京都文京区本郷 3-16-4　Tel:03-5689-5989
www.zenniti.com　Fax:03-5689-8030

MB OCULI. No. 98：27 – 33, 2021

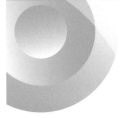

小児角結膜疾患 はじめの一歩

粥川佳菜絵[*1]　外園千恵[*2]

Key Words：先天角膜混濁(congenital corneal opacity)，輪部デルモイド(limbal dermoid)，アレルギー性結膜疾患(allergic conjunctivitis)，角膜ヘルペス(herpes keratitis)，マイボーム腺関連角結膜上皮症(meibomian keratoconjunctivitis)

Abstract：小児の角結膜疾患のうち，先天角膜混濁は緑内障を合併する頻度が高く，また角膜混濁が軽度であっても視機能障害につながることがあるため，見逃さないよう注意が必要である．一方，後天性疾患は，近年アレルギー性結膜疾患が増加している．小児ではステロイドによる眼圧上昇のリスクが高いことに留意する．また，炎症性疾患としてのマイボーム腺関連角結膜上皮症は，頻度は低いが知っておくべき疾患である．

小児角結膜疾患の特徴

　小児の角結膜疾患は，先天角膜混濁等の先天性疾患と，感染症やアレルギーを主とした後天性疾患に分けられる．先天角膜混濁は新生児～乳児期に診断されることがほとんどであり，幼児期以降になると後天性疾患が主体となる．特に学童期以降はアレルギー疾患が多くみられるようになる．

　本稿では，時期別にそれぞれ頻度の高い疾患について解説する．特に先天性疾患は発症頻度が低く，日常診療で遭遇する機会は少ないが，診断の遅れが将来的な視機能障害につながることもあるため，見逃さないよう注意が必要である[1]．

診察のポイント

　顎台に顔を乗せられない場合は，手持ちの細隙灯顕微鏡を用いて診察する．顕微鏡を近付けるだけで泣いてしまう子もいるが，泣くと結膜充血や内反症の程度がわかりにくくなるので，泣いてしまう前に，大まかに充血の程度や内反症を含めた眼瞼の状態を把握する．また，涙液でフルオレセインが希釈され所見が得られにくいことがある．その場合は，フルオレセイン紙を2枚重ねる等して，濃いフルオレセイン液での染色を試みると所見を得られる可能性がある．どうしても診察が困難な場合は，抑制し開瞼器を用いて診察する．トリクロホスナトリウム等の鎮静催眠薬を用いても良い．

治療における注意点

　角膜混濁は，特に低年齢では，例え軽度でも視機能発達に影響し弱視につながる．先天角膜混濁（最近では前眼部形成異常として難病指定されている）では緑内障を合併していることが多いが，小児では眼圧の測定が難しいという問題点がある．また，ステロイド点眼の使用にあたっては，小児では眼圧上昇のリスクが高いため，長期の使用は避け，定期的な眼圧測定を必ず行う．

[*1] Kanae KAYUKAWA, 〒606-8566　京都市上京区河原町通広小路上る梶井町465　京都府立医科大学眼科学教室
[*2] Chie SOTOZONO, 同，教授

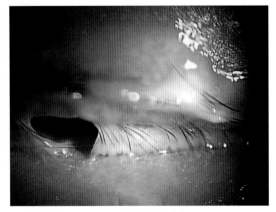

図 1. 淋菌性結膜炎

全年齢

1. 細菌性結膜炎

　年齢により，主な原因菌は異なり，新生児では産道感染で生じるクラミジア，淋菌，乳幼児ではインフルエンザ菌，学童期では肺炎球菌，ブドウ球菌が多い．いずれもフルオロキノロン系もしくはセフェム系抗菌薬点眼が有効であることが多いが，抗菌薬点眼を行っても改善が乏しい場合は，睫毛内反や鼻涙管閉塞の合併を考慮する．また，アトピー性皮膚炎の患児，長期入院歴のある児ではMRSAやMRSEが小児の結膜囊常在菌として存在しうることにも留意が必要である[2]．

1) 淋菌性結膜炎（図1）

　淋菌性結膜炎では，多量の膿性クリーム状眼脂が特徴．新生児の産道感染だけでなく，幼児以降のどの年齢でも起こりうる[3]．フルオロキノロン耐性淋菌が増加しており，セフトリアキソンの全身投与・点眼を行う．比較的急速に悪化し，角膜穿孔をきたすことがあるので，専門機関への紹介が望ましい．

2. ウイルス性結膜炎

　主に，アデノウイルスによる流行性角結膜炎，咽頭結膜熱（プール熱），エンテロウイルスによる急性出血性結膜炎がある．また単純ヘルペスの初感染では，ほとんどが不顕性感染であるが，1〜10％で結膜炎を生じる．

　細菌性結膜炎が膿性眼脂であるのに対し，ウイルス性結膜炎では漿液性眼脂が特徴であるが，両者の合併もありうるため，眼脂の性状のみで判断

するのは難しい．皮疹や樹枝状病変があれば，ヘルペス性結膜炎を疑う．幼児の場合，安静が保てないことや免疫が未熟なため，成人よりも細菌感染を合併しやすい．

　アデノウイルスおよび単純ヘルペスウイルスは，抗原検出迅速キットを用いて診断できるが，感度が60％前後であることに注意が必要である．

　また，学校保健安全法において，咽頭結膜熱では主要症状が消退したのち2日経過するまで，流行性角結膜炎および急性出血性結膜炎では医師が感染の恐れがないと認めるまで，出席停止が必要とされているので，保護者に説明する．

　アデノウイルスやエンテロウイルスには抗ウイルス薬がないため，混合感染予防のための抗菌薬点眼を行うのみで，対症療法が基本となる．しかし，偽膜や角膜炎を伴う重症例では，広範囲の角膜上皮欠損をきたすことがあるため，眼圧に注意しつつ消炎目的の低濃度ステロイド点眼の処方を考慮する．単純ヘルペスウイルス結膜炎には，アシクロビル眼軟膏を用いる．

新生児〜幼児期

1. 角膜混濁

　新生児〜乳児期に角膜混濁をきたす疾患として，早発型発達緑内障，前眼部形成異常，角膜ジストロフィ，代謝異常，分娩時外傷，先天風疹症候群等がある．このうち，前眼部形成異常は難病指定されており，これまで先天角膜混濁と呼ばれたものである．発症頻度は，出生12,000〜15,000人に1人程度と稀である．

1) 早発型発達緑内障

　新生児〜乳児期に角膜混濁を認める際，まず鑑別すべきは早発型発達緑内障である．胎生末期に虹彩細胞が後方移動できずに線維柱帯を覆い，虹彩根部の高位付着を生じ，房水流出障害をきたす疾患である．眼圧上昇により角膜径が増大し，進行するとデスメ膜破裂による角膜浮腫を生じる．生下時すでに角膜混濁を認める場合もあれば，乳児〜幼児期に角膜径の増大に伴い混濁を生じる場

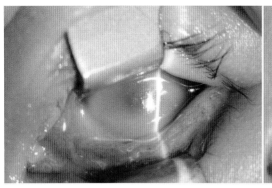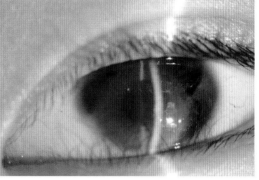

a | b

図 2. Peters 異常
同一症例. 0 歳時(a), 5 歳時(b). 角膜混濁が軽減し, 瞳孔領が透見できる.

合もある. 眼圧上昇が角膜径の拡大により代償され, 眼圧が見かけ上正常な値を示すこともあるので, 眼圧だけでなく角膜径にも注意が必要である. 早発型発達緑内障では, 手術治療が原則であるので, 速やかに対応可能な施設へ紹介する.

2）Peters 異常(図 2)

前眼部形成異常のなかで最も頻度の高いのが, Peters 異常である. 前眼部形成異常の 1 つで, 神経堤細胞の遊走異常により, 前眼部形成不全を生じ, 角膜後面の実質やデスメ膜, 角膜内皮細胞の欠損により角膜混濁をきたす. 生下時より角膜中央部の混濁を認めるが, 角膜混濁は成長とともに軽減することが多い[4]. 70％が両眼性で, 半数以上の症例で上述した早発型発達緑内障を合併するため, 眼圧および角膜径の変化には注意が必要である. また, 全身奇形(先天性心疾患, 口唇口蓋裂, 中枢神経系異常等)を合併することがあるため, Peters 異常と診断した場合は, 全身検索を行う[5].

3）強膜化角膜

前眼部形成異常の 1 つで, 出生時より両眼性の高度な角膜混濁を生じ, 角膜輪部が不明瞭となる. 2009 年の全国調査では, 前眼部形成異常のうち 6％であったと報告されている.

4）角膜ジストロフィ

生下時～幼少期に症状が認められるものとして, 先天性遺伝性角膜内皮ジストロフィ(CHED), 先天性遺伝性角膜実質ジストロフィ(CHSD)が挙げられる. 角膜浮腫や混濁の程度によっては, 角膜移植が必要になるが, 小児の角膜

移植は, 拒絶反応のリスクが高いことや眼圧コントロールが困難になることが多いため, 適応は慎重に判断する[6]. 顆粒状角膜ジストロフィや格子状角膜ジストロフィは, 成人になってから発症することがほとんどであるが, 顆粒状角膜ジストロフィのホモ接合体では, 幼児期に角膜混濁をきたすことがある.

5）無虹彩症

先天的に虹彩が完全もしくは不完全に欠損する. 主に常染色体優性遺伝で, 発症頻度は 10 万人に 1 人とされており難病指定されている. 角膜輪部機能不全, 白内障, 黄斑低形成を合併する.

2. 輪部デルモイド(類皮腫)(図 3)

デルモイドは, 胎生期の鰓弓の分化異常により, 皮膚組織が顔表面に迷入して異所性に皮膚様結合組織がみられる分離腫の 1 つである. 発生部位により角膜デルモイド, 輪部デルモイド, 結膜デルモイドに分けられるが, 輪部デルモイドが最も多い. 耳介奇形, 下顎低形成による顔面の非対称性, 脊椎骨奇形を伴うものは Goldenhar 症候群と呼ばれる.

典型例では, 耳下側の角膜輪部に乳白色の半球状の隆起性病変を認める.

良性腫瘍であり, 増大することはないが, 整容的観点から希望があれば手術(腫瘍切除＋表層角膜移植術)を考慮する. 手術は, 術後診察や抜糸が安全に行える 5～6 歳以降で行うことが望ましいため, それまでは眼鏡・アイパッチを併用した弱視の治療を優先する. 手術加療はあくまでも整容目的であり, 不正乱視は軽減しないため, 術後も

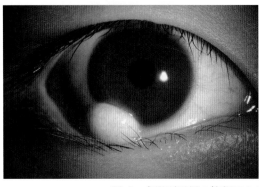
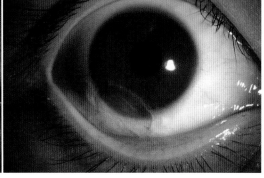

図 3. 右眼耳下側の輪部デルモイドに対する表層角膜移植術

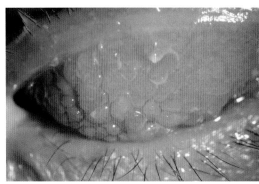
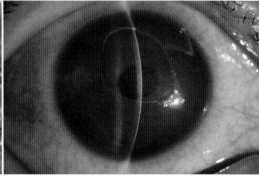

図 4. アレルギー性結膜疾患　　　　　　　　a｜b
　　　a：石垣状乳頭増殖
　　　b：シールド潰瘍

弱視治療を継続する[7].

幼児〜学童期以降

1．アレルギー性結膜疾患（図 4）

　アレルギー性疾患の有病率は，近年世界的に増加し低年齢化しつつあるため，日常診療でも遭遇する頻度が高い．感染性結膜炎との鑑別が難しい場合があるが，眼脂の性状やアトピー性皮膚炎等，全身性アレルギー素因の有無，また過去の同じ時期に同様の症状があったかどうか等が鑑別のポイントとなる．また，アレルギー性結膜疾患の患者では，涙液中総 IgE 抗体の増加がみられ，現在は簡易測定キットで涙液中総 IgE 抗体の測定が可能であるため，診断の一助となる．アレルギー性結膜疾患は，増殖性変化の有無，アトピー性結膜炎の合併，機械的刺激の有無によって，アレルギー性結膜炎，アトピー性角結膜炎，春季カタル，巨大乳頭結膜炎に分類される[8].

　治療は，抗アレルギー薬点眼が第一選択である

が，抗アレルギー薬のみでは改善が得られない場合や増殖性変化を有する重症例では，ステロイド点眼・内服や免疫抑制剤の点眼を考慮する．角膜上皮障害を認める場合は，結膜乳頭増殖を伴うことが多いため（図 4-a），必ず上眼瞼を翻転し眼瞼結膜を確認する．季節性アレルギー性結膜炎では，人工涙液点眼での抗原のウォッシュアウトも有効である．

　小児ではステロイドによる眼圧上昇を生じやすいため，ステロイド点眼を使用する際は必ず定期的に眼圧測定を行う．また，特に高力価のステロイド点眼は即効性があるが，症状が改善すると点眼を自己中断し悪化するという悪循環に陥ることがあるため，症状が軽い時期も含めた長期管理が重要であることを患児と家族に十分説明することが重要である．

　ステロイド内服は，ステロイド点眼のような眼圧上昇のリスクは低いが，全身の副作用を考慮し，短期間に留める．

免疫抑制剤は春季カタルに対して2種類（シクロスポリン，タクロリムス）が認可されている．2剤とも治療効果が高く，ステロイドと同等もしくはそれ以上の効果が期待されており，アレルギー性結膜疾患ガイドラインでも，春季カタルやアトピー性角結膜炎に対しては，ステロイド点眼よりも免疫抑制剤点眼の使用をより推奨している（ただしアトピー性角結膜炎に対してタクロリムスの保険適用はない）．

2．結膜母斑（図5）

小児の結膜腫瘍のなかで最もよくみられるのが，結膜母斑である．典型的には，瞼裂間の角膜輪部に接した球結膜に生じる．色素沈着は，炎症等の刺激により徐々に増加するため，幼少期は気付かれにくく，学童期以降に受診することが多い．あまり拡大せず経過することが多いが，アレルギー性結膜炎や感染性結膜炎の罹患後や思春期に反応性に拡大する場合もある．小児において悪性化する確率は非常に低いが，急速に増大する，大きく厚みがある，栄養血管を有する等の所見を認める場合は，悪性化の可能性を考える[9]．

3．マイボーム腺関連角結膜上皮症（図6）

マイボーム腺炎に関連して，両眼の角膜にSPK（superficial punctate keratopathy：点状表層角膜症）や炎症細胞の浸潤，表層性血管侵入を生じる病態である．表層性血管侵入を伴う結節性病変を

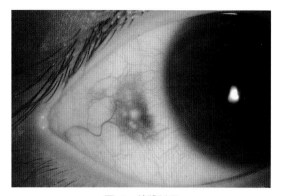

図5．結膜母斑

認める“フリクテン型”と，結節性病変は認めずSPKが主体の“非フリクテン型”に大別できる．細菌の菌体抗原に対するIV型アレルギーが病因であり，特に若年者では *P. acnes*（*C. acnes*）が起炎菌として重要である．性ホルモンとの関連が指摘されており，特に小学校高学年以降の女児に多い[10]．

セフェム系抗菌薬の点眼，内服に加え，長期的には静菌作用のあるクラリスロマイシンの内服を行い，マイボーム腺炎を治療することが有用である．また，急性の増悪期や炎症が強い場合には低濃度ステロイド点眼を併用するが，小児では眼圧上昇に注意し長期間の使用は避ける．

角膜病変が改善しても，マイボーム腺炎が持続すると再発を繰り返し，高度の角膜混濁や菲薄化をきたすことがある．重症例では角膜穿孔をきたすこともあるため，完全に沈静化するまで根気よく治療を継続する．

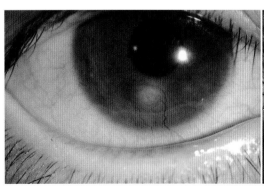 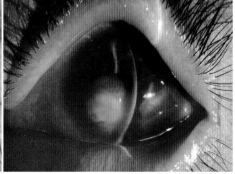

a│b

図6．マイボーム腺関連角結膜上皮症
a：フリクテン型（軽症例）
b：フリクテン型（重症例）

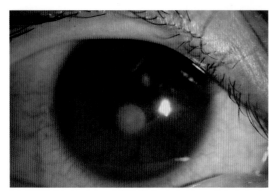

図 7. ブドウ球菌性角膜炎

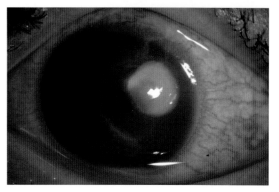

図 8. 緑膿菌性角膜炎

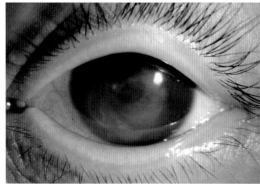

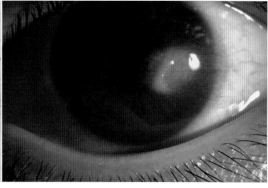

図 9. 角膜ヘルペス
a：円板状角膜炎
b：壊死性角膜炎

a | b

4．角膜感染症

小児の角膜感染症は比較的稀である．低年齢ではわずかな瘢痕性混濁や不正乱視でも弱視の原因となりうるため，できるだけ早期に適切な治療を行い重症化を防ぐ[11)12)．

若年者では反射性の流涙が多い傾向があり，治療効果が減弱するため，点眼前にしっかり涙を拭く，1 回に数滴点眼するといった点眼方法の指導を行い，場合によっては眼軟膏の併用を考慮する．

1）細菌性角膜炎

小児の細菌性角膜炎は内反症やシールド潰瘍に合併して生じうる．内反症を合併している場合は根治的な手術を考慮し，シールド潰瘍を合併している場合はアレルギー性結膜疾患に対する治療を行う．また，近年コンタクト装用の低年齢化に伴い，コンタクトレンズ関連角膜感染症（ほとんどが黄色ブドウ球菌もしくは緑膿菌）が増加している．

いずれの場合も，原因菌に応じて抗菌薬点眼を行うが，原因菌が不明な場合は，ニューキノロン系とベータラクタム系の抗菌薬点眼を併用し交互に頻回点眼することで，耐性菌を除くほとんどの菌に対応できる．

2）ブドウ球菌性角膜炎（図 7）

円形〜類円形の比較的境界明瞭で限局した病巣が特徴で，キノロン系もしくはベータラクタム系抗菌薬点眼の頻回点眼が有効である．黄色ブドウ球菌は眼表面の常在菌であるが，アトピー性皮膚炎の患児や NICU 長期入院歴等のある児では，MRSA を保菌していることがあるため注意が必要である．

3）緑膿菌性角膜炎（図 8）

水回り等の生活環境に存在する菌で，コンタクトレンズの不適切使用により角膜炎を生じる．ブドウ球菌に比べ，病巣の周辺角膜もスリガラス状に混濁するのが特徴である．重篤な場合は角膜穿孔をきたすことがある．

4）角膜ヘルペス（図9）

単純ヘルペスによる角膜病変は，主に上皮型と実質型に大別されるが，実質型ヘルペスは小児の後天性角膜混濁が主たる原因の1つである．

典型例では，片眼性に，角膜中央部に白色の角膜後面沈着物を伴った円形の角膜浮腫と混濁を生じる（円板状角膜炎）．上皮型ヘルペスが長引いた場合や，円板状角膜炎（図9-a）の再発を繰り返すと，血管侵入を伴った壊死性角膜炎（図9-b）に至り，高度の角膜混濁と視力障害をきたす．

アカントアメーバ角膜炎と類似した所見を呈し，鑑別が困難であることがあるが，コンタクト使用歴の有無・病変部の擦過鏡検・治療への反応から診断する．

実質型ヘルペスは，実質内のウイルス抗原に対する免疫反応が病態であるため，バラシクロビル内服・アシクロビル眼軟膏（3〜4回/日）に加えて，低濃度ステロイド点眼を併用し治療を行う．再発することが多いため，アシクロビル眼軟膏1日1回を長期に継続する等して経過観察を行う．

文　献

1) 外園千恵：前眼部疾患．小児眼科学（東　範行編），三輪書店，2015．
   Summary さまざまな疾患について網羅的に記載されている教科書．
2) 星　最智：細菌性結膜炎．MB OCULI, **7**：7-13, 2013.
3) 中川　尚，中川裕子：フルオロキノロン耐性株による淋菌性結膜炎の小児例．あたらしい眼科，**27**(2)：235-238, 2010.
4) Yoshikawa H, Sotozono C, Ikeda Y, et al：Long-term clinical course in eyes with peters anomaly. Cornea, **36**(4)：448-451, 2017.
5) Ramanath B, Sara F, Beatrice W, et al：Peters anomaly：review of the literature. Cornea, **30**(8)：939-944, 2011.
6) Maria E, Namir C, Luciene B, et al：Primary pediatric keratoplasty：etiology, graft survival, and visual outcome. Am J Ophthalmol, **212**：162-168, 2020.
7) 奥村直毅，外園千恵，横井則彦ほか：表層角膜移植を行った輪部デルモイド21例．日本眼科紀要，**54**(6)：425-428, 2003.
8) 高村悦子，内尾英一，海老原伸行ほか：アレルギー性結膜疾患診療ガイドライン第2版．日眼会誌，**114**：831-870, 2010.
   Summary 頻度の高い疾患であり，一度ガイドラインを確認しておくのが望ましい．
9) Shields CF, Fasiuddin AF, Mashayekhi A, et al：Conjunctival nevi：clinical features and natural course in 410 consecutive patients. Arch Ophthalmol, **122**(2)：167-175, 2004.
10) Suzuki T, Minami Y, Komuro A, et al：Meibomian gland physiology in pre- and postmenopausal women. Invest Ophthalmol Vis Sci, **58**(2)：763-771, 2017.
11) 外園千恵：知らないと困る小児角結膜疾患．臨床眼科，**69**(8)：1136-1141, 2015.
12) 浅利誠志，石橋康久，宇野俊彦ほか：感染性角膜炎診療ガイドライン第2版．日眼会誌，**117**(6)：468-509, 2013.

Monthly Book

OCULISTA

オクリスタ

2020. **3** 月増大号
No. **84**

眼科鑑別診断の勘どころ

眼科における**鑑別診断にクローズアップした増大号！**
日常診療で遭遇することの多い疾患・症状を中心に、**判断に迷ったときの**
鑑別の**"勘どころ"**をエキスパートが徹底解説！

編集企画

柳　靖雄 旭川医科大学教授

2020年3月発行　Ｂ５判　182頁　定価5,500円（本体5,000円＋税）

主な目次

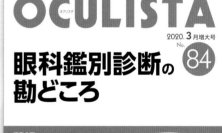

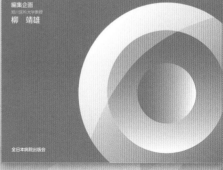

全日本病院出版会
www.zenniti.com

〒113-0033 東京都文京区本郷 3-16-4　Tel：03-5689-5989
Fax：03-5689-8030

MB OCULI. No. 98：35−44, 2021

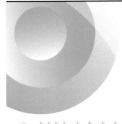

特集／こども眼科外来　はじめの一歩—乳幼児から小児まで—

小児緑内障　はじめの一歩

中西(山田)裕子*

Key Words：小児緑内障(childhood glaucoma)，角膜径(corneal diameter)，眼圧(intraocular pressure)，続発小児緑内障(secondary childhood glaucoma)，先天眼形成異常(non-acquired ocular anomalies)

Abstract：小児緑内障は早期発見と治療が視機能予後に大きくかかわる．流涙や眼脂，羞明等，日常よくある訴えで受診したなかに潜んでいる可能性があり，前眼部を観察して深い前房や角膜径拡大，混濁等の特徴をとらえ，その存在を疑えるかどうかが重要である．アイケア®により小児の眼圧測定が行いやすくなったが，緑内障が疑わしい場合には鎮静下での検査も行う．眼底検査では小児緑内障のC/D比は成人より小さいことに気を付け，先天異常や他の視神経疾患との鑑別も行う．続発小児緑内障について，先天眼形成異常，母斑症や染色体，代謝異常等の全身疾患，ステロイド使用，先天白内障術後等，背景疾患に留意する．小児緑内障の診断基準を満たした際には，どの病型にあたるかで手術成績や予後に違いがあり，生後すぐには合併する全身疾患が診断できていない可能性を考え，小児科の診察を依頼する．治療は，原則として乳幼児は手術が第一選択で，薬物治療は補助的ととらえる．

はじめに

　小児緑内障は，本邦において3万4000人に1人と発症頻度は稀で，平均的な眼科医が5年に1例遭遇する程度とされる[1)2)]．診療にあたる機会は少ないが早期発見と治療に結びつけられるか否かは視機能発達に大きくかかわるため，見逃さないようにその特徴をとらえておきたい．

症状や受診の契機，問診での留意点

　角膜径の増大を伴う3歳以前の小児緑内障について，その発症時期は，80%が生後1年以内で，出生時にすでに発症しているものが25%，生後半年までに60%に症状が出るといわれている[2)]．異常発見者は，産科医が最も多く，両親，眼科医，

小児科医と続く．眼科受診時の主訴として最も多いのは，角膜混濁，次いで全身疾患に伴う精査依頼，白色瞳孔，牛眼，眼振，羞明，流涙，無虹彩，視力低下，斜視，目をよく触る，眼脂等があり，古典的3主徴の「流涙，羞明，眼瞼痙攣」が揃ってみつけられることはむしろ少ない[1)3)]．流涙や眼脂を呈する乳幼児の疾患としては，先天鼻涙管閉塞や睫毛内反症の頻度が高く，角膜混濁が現れて初めて緑内障を疑われることがある．ありふれた訴えであっても常に手持ちスリットで前眼部の診察を行うように心がけ，流涙と同時に羞明があるかに気を付け，光を避ける動作等，少しでも疑いがあれば精査を行う[2)]（図1）．また，3歳以前の発症では，眼圧上昇により眼球が拡大することから角膜径が増大するが，それ以降の年齢では，角膜径は増大せず，多くは視機能障害が高度になるまで無症状で気付かれにくい．年齢に比して早期から近視発症や進行があったり，前房が深く虹彩が平

* Yuko YAMADA-NAKANISHI，〒650-0017　神戸市中央区楠町7-5-2　神戸大学大学院医学研究科外科系講座眼科学分野，准教授

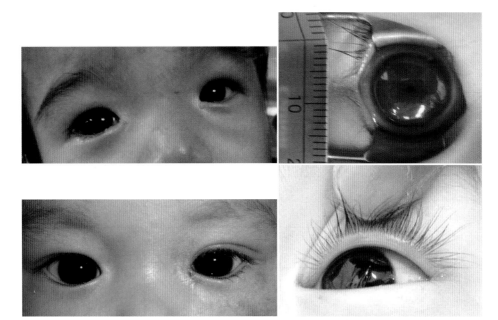

図 1. 流涙や眼脂，羞明を主訴に受診する疾患

a	b
c	d

a：生後7か月，男児．出生後より眼脂や流涙，最近まぶしがるようになった
　ため眼科を受診した際に右角膜径増大に気付かれた．
b：aの症例．角膜径　右14 mmと拡大，眼圧　RT 28 LT13（mmHg）と右眼圧
　上昇を認め，原発先天緑内障と診断された．
c：6か月，男児．慢性的な流涙や眼脂で受診．左先天鼻涙管閉塞を認めた．
d：7か月，男児．流涙や羞明に母親が気付き受診．下眼瞼に睫毛内反症を認
　めた．眼圧は8 mmHg．

坦化していたり，眼底所見に左右差があったりす
る場合は眼圧測定を行う．

　日常診療によくある症状のなかに，非常に稀な
緑内障を想起するには，乳幼児の前眼部診察に慣
れ，乳児，幼児〜学童期といった眼球の形態が変
化する時期の正常眼の前眼部や視神経乳頭のイ
メージを日頃からつかんでおくことが大切である．

　問診での留意点としては，症状の発症時期や普
段の視行動の様子，鉗子分娩や未熟児，低酸素脳
症等，出生時，周産期の合併症，緑内障の家族歴
についても尋ねる．先天白内障は低年齢での手術
ほど長期的に緑内障を合併する頻度が高く，既往
や手術時の年齢にも気を付ける．全身疾患がある
場合，先天風疹症候群や母斑症，代謝疾患等，緑
内障を合併する疾患か事前に調べる．小児は70%
とステロイドレスポンダーが多いためその使用に
ついて，内服や点眼のみならず軟膏等，外用薬も
尋ねる．

小児緑内障の診断基準と分類

　緑内障診療ガイドライン第4版には，小児緑内
障について，World Glaucoma Association（WGA）
コンセンサス会議での提言をふまえた小児緑内障
の診断基準や分類が示されている（表1）[4)5]．小児
の眼圧測定は，良好な条件で検査することが困難
な場合も多く，眼圧のみならず，視神経乳頭所見，
角膜径の増大やHaab線（デスメ膜破裂線），眼軸
長の伸長，視野欠損といった5つの項目のうち2
項目以上を満たす場合を小児緑内障，1項目以上
を小児緑内障疑いとしている．

　分類では，原発，続発に大別され，続発小児緑
内障は先天眼形成異常に関連したものや母斑症等
の先天全身疾患，ぶどう膜炎やステロイド投与等
の後天的な要因を伴う場合，そして白内障術後に
分かれる（表2）．

　まず，診断基準を満たすか，そして原発，続発
のどちらか，さらに背景や要因となる疾患に基づ

表 1. World Glaucoma Association（WGA）における小児緑内障の診断基準

緑内障の診断基準（2 項目以上）
- 眼圧が 21 mmHg より高い（全身麻酔下であればあらゆる眼圧測定方法で）
- 陥凹乳頭径比（cup-to-disc ratio，C/D 比）増大の進行，C/D 比の左右非対称の増大，リムの菲薄化
- 角膜所見：Haab 線または新生児では角膜径 11 mm 以上，1 歳未満では 12 mm 以上，すべての年齢で 13 mm 以上
- 眼軸長の正常発達を超えた伸長による近視の進行，近視化
- 緑内障性視神経乳頭と再現性のある視野欠損を有し，視野欠損の原因となる他の異常がない

緑内障疑いの診断基準（1 項目以上）
- 2 回以上の眼圧測定で眼圧が 21 mmHg より大きい
- C/D 比増大などの緑内障を疑わせる視神経乳頭所見がある
- 緑内障による視野障害が疑われる
- 角膜径の拡大，眼軸長の伸長がある

（文献 5 より引用）

いた分類のいずれに属するかを考え，各々の病態の違い，術式を含む治療選択や予後の特徴に即した診療につなげる．

検査や診察でのポイント

1．外眼部，前眼部

小児緑内障を疑う前眼部の所見として，3 歳以下では，高眼圧に伴う角膜径の増大や浮腫による混濁がみつけるきっかけになりやすい．新生児で角膜径 11 mm 以上，1 歳未満では 12 mm 以上，すべての年齢で 13 mm 以上ある場合や，眼圧が上昇し角膜が伸展されて角膜径が増大する際に Descmet 膜が線状に破裂してできる Haab 線がみられる場合に緑内障を疑う（図 2-c）．鎮静下での診察を行わない場合でも，メジャーを額や目のそばに近づけて写真撮影して記録すると良い（図 1-b）．発達途上にある新生児や乳児の正常眼の前房深度は成人に比べて浅いが，眼圧上昇をきたしている場合，虹彩が平坦化し前房深度は深くなっていることが多く左右差にも気を付ける（図 2-a）．

小角膜も先天眼形成異常に伴う緑内障を発症することから，角膜径は大きくても小さくても緑内障の可能性を考慮する．ほかに続発小児緑内障を生じる先天眼形成異常には，Peters 異常，Axenfeld-Rieger 異常，無虹彩症，強膜化角膜等がある．これらは角膜や虹彩に特徴的な混濁や形状がみられる．前眼部形成異常や無虹彩は診断基準や診療ガイドラインが示され，指定難病となっている[6)7]．Peters 異常で角膜混濁のため内部の構造が

評価しづらい場合は超音波生体顕微鏡（UBM）が有用である．Axenfeld-Rieger 異常では後部胎生環が特徴である．これらは両眼性に生じることが多く，長期に眼圧の経過観察を要する（図 3：先天眼形成異常の代表例）．鑑別を要するものには，先天性遺伝性角膜内皮ジストロフィや先天性遺伝性角膜実質ジストロフィ，ムコポリサッカライドーシス等の代謝異常疾患，輪部デルモイド，後天性の角膜混濁として，ヘルペスやウイルス性結膜炎，細菌感染といった感染症，外傷がある．

続発小児緑内障の分類で，白内障術後眼は改めて項目が設けられており，小児期に白内障手術を必要とするような症例では，房水流出路の発達異常を伴うことがあり，低年齢で手術を受けた症例や小角膜，小眼球を伴う症例では特に発症リスクが高い．無水晶体，眼内レンズいずれでも，手術施行時期にかかわらず生涯にわたって白内障術後は眼圧のチェックを行う．ただし，中心角膜厚が分厚いことが知られており機種により眼圧はより高く出る場合があることに留意する．

2．眼 底

正常新生児では，0.3 より大きい C/D 比は 2.6～21.8％と少なく，C/D 比 0.3 以上の新生児では，緑内障を疑う[8]．小児緑内障の C/D 比は成人より小さいことに気を付ける．成人と共通して C/D 比の左右差が 0.2 以上ある場合も緑内障を疑う．視神経乳頭変化の特徴は，初期には中央部の深い陥凹から始まり，同心円状に拡大しながらその深さを増す．その後，後期には陥凹部は乳頭のほぼ全

表 2. 小児緑内障の分類

原発小児緑内障(primary childhood glaucoma)

原発先天緑内障(primary congenital glaucoma)

強度の隅角形成異常による誕生直後または生後早期からの高眼圧で牛眼など眼球拡大を生じるもの(図1-a, b, 図2)

小児緑内障の診断基準を満たす

ただし，自然に停止し正常眼圧となった症例であっても PCG の典型的兆候があれば PCG として分類される

発症年齢による細分類

   (1) 出生前または新生児期(0〜1 か月)

   (2) 乳児期(1〜24 か月)

   (3) 遅発性(2 歳以上)

若年開放隅角緑内障(juvenile open-angle glaucoma)

軽度の隅角形成異常のため眼球拡大をきたさず，4 歳以降に発症する小児緑内障

小児緑内障の診断基準を満たすが，眼球拡大や先天性の眼形成異常，全身疾患を伴わず，開放隅角(正常隅角所見)を呈する.

続発小児緑内障(secondary childhood glaucoma)

先天眼形成異常に関連した緑内障(glaucoma associated with non-acquired ocular anomalies)

小児緑内障の診断基準を満たす

全身所見との関連が明らかではない眼形成異常が出生時から存在

先天眼形成異常の代表例(図 3)

Axenfeld-Rieger 異常，Peters 異常，ぶどう膜外反，虹彩形成不全，無虹彩症，第一次硝子体過形成遺残，眼皮膚メラノーシス(太田母斑)，後部多形性角膜ジストロフィ，小眼球症，小角膜症，水晶体偏位など

先天全身疾患に関連した緑内障(glaucoma associated with non-acquired systemic disease or syndrome)

小児緑内障の診断基準を満たす.

出生時から眼所見に関連する先天性全身疾患がある

先天全身疾患の代表例(図 7)

ダウン症等の染色体異常，結合組織異常(マルファン症候群，Weill-Marchesani 症候群，Stickler 症候群)，代謝異常(ホモシスチン尿症，Lowe 症候群，ムコ多糖症)，母斑症(神経線維腫症，Sturge-Weber 症候群，Klippel-Trenaunay-Weber 症候群)，Rubinstein-Taybi 症候群，先天性風疹症候群など

後天要因による続発緑内障(glaucoma associated with acquired condition)

出生時にはなく，生後に発生した後天要因によって発症した緑内障で小児緑内障の診断基準を満たす．ただし白内障術後の緑内障は除く

隅角所見により

(1) 開放隅角(50%以上開放)

(2) 閉塞隅角(50%未満開放または急性閉塞隅角)

に分かれる

後天要因の代表例

ぶどう膜炎，外傷(前房出血，隅角離解，水晶体偏位)，副腎皮質ステロイド，腫瘍(良性／悪性，眼内／眼窩)，未熟児網膜症など

白内障術後の緑内障(glaucoma following cataract surgery)

白内障術後に発症した緑内障で診断基準を満たす

白内障のタイプにより

(1) 特発性の先天白内障

(2) 緑内障を伴わない眼形成異常または全身疾患に関連した先天白内障

(3) 緑内障を伴わない併発白内障

隅角所見により

(1) 開放隅角(50%以上開放)

(2) 閉塞隅角(50%未満開放または急性閉塞隅角)

に分かれる

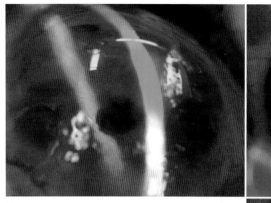
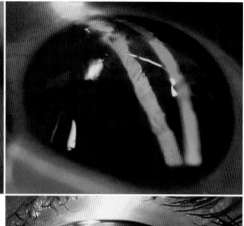

図 2.
小児緑内障の前眼部

a	b
c	

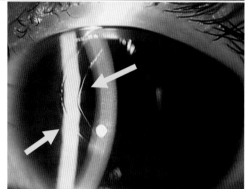

　a，b：生後5か月，男児．原発先天緑内
　　　障．左流涙や充血に母親が気付き近医眼科
　　　受診．左角膜浮腫と混濁を認め紹介受診．
　　　緑内障のある左眼(a)は，正常な右眼(b)に
　　　比べて前房が深く，虹彩が平坦化してい
　　　る．眼圧は催眠下で右15左25(mmHg)

　c：Haab線．角膜が伸展されて角膜径が増
　　　大する際にDescmet膜が線状に破裂して
　　　できる(矢印)．

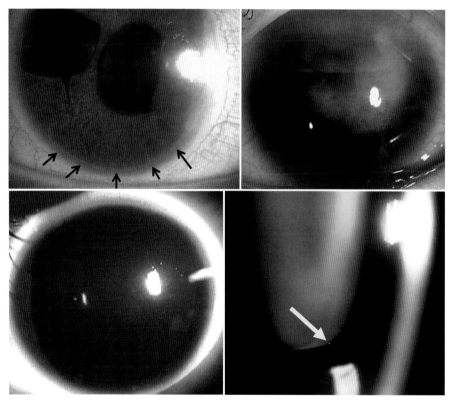

a	b
c	d

図 3．小児緑内障を合併しやすい先天眼形成異常

　a：Axenfeld-Rieger異常．前眼部写真．後部胎生環(posterior embryotoxon)
　　　角膜周辺部に白色の線が観察される(矢印)．

　b：Peters異常．角膜中央部から上方の混濁を生後早期より認める．

　c：無虹彩症．虹彩が欠損し，周辺に虹彩根部の残存がある．

　d：水晶体偏位．上方への水晶体偏位により散瞳下で観察するとチン小帯が観察さ
　　　れる(矢印)．

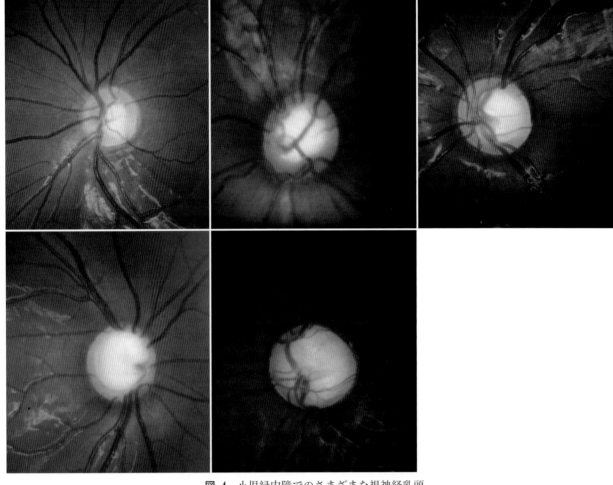

図 4. 小児緑内障でのさまざまな視神経乳頭
初期には中央部の深い陥凹から始まり，乳頭陥凹が全周方向に同心円状に拡大しながらその深さを増す．
後期には陥凹部は乳頭のほぼ全体を占め，リムの蒼白化，びまん性の網膜神経線維の菲薄化を認めるようになる．

（文献 8 より引用）

体を占め，リムの蒼白化，びまん性の網膜神経線維の菲薄化を認めるようになる[9]（図 4：小児緑内障での視神経乳頭）．また，治療で眼圧が正常化すると乳頭陥凹が縮小する可逆的な変化がしばしばみられる．眼底写真を撮る際は，全身麻酔や鎮静下で広画角デジタル眼底カメラ RetCam® を用いたり，スマートフォンに手持ちスリットと接触レンズを組み合わせたりする方法があり，座位での検査が可能な年齢であれば，検眼鏡でまぶしがって診察させないこどもでも，無散瞳カメラを用いると羞明が少なく撮影しやすい．

緑内障と鑑別を要する視神経乳頭所見には，コロボーマや朝顔症候群，乳頭小窩（ピット）や視神経低形成，脳室周囲白質軟化症に伴う視神経乳頭陥凹拡大，遺伝性視神経症や圧迫性視神経症に伴う視神経乳頭陥凹拡大がある（図 5：各種鑑別疾患）．これら疾患との鑑別では，眼圧上昇がないことと，視神経乳頭の特徴的な形状，既往歴や視力，視野等の検査結果を総合して判断する．

3．眼　圧

緑内障を疑う眼所見，Sturge-Weber 症候群等緑内障を合併する全身疾患，ステロイドの使用等がある場合は眼圧検査を行う．小児でも眼圧が21 mmHg より高いことは，診断基準の要件であるが，大人と違って測定は容易でない．測定機器は，パーキンス手持眼圧計®（以下，パーキンス）やト

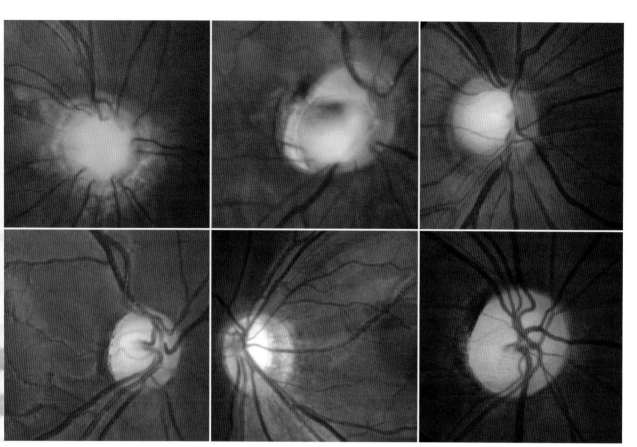

<table>
<tr><td>a</td><td>b</td><td>c</td></tr>
<tr><td>d</td><td>e</td><td>f</td></tr>
</table>

図 5. 小児緑内障と鑑別を要する視神経乳頭の変化
a：朝顔症候群
b：乳頭小窩（ピット）
c：上方視神経部分低形成
d：未熟児網膜症および脳室周囲白質軟化症後
e：頭蓋内出血後
f：常染色体優性視神経萎縮

（文献 8 より引用）

ノペン AVIA®（以下，トノペン），アイケア®（以下，アイケア）があり，乳児，低年齢児は瞼裂が狭く測定しづらい場合に，無麻酔で少ない開瞼で測定が行えるアイケアを用いることが多いが可能なら複数の機器で評価する．アイケアは座位や側臥位で測定を行うアイケア ic100 と，仰臥位等，任意の角度での測定が行える ic200 がある．無理な開瞼，啼泣，開瞼器装着といった状況での眼圧測定は過大評価につながる．こどもの年齢や発達，協力の程度に応じて，しっかりとした眼圧評価が必要な場合は，入眠しやすく，速やかに測定できる環境を整えて，トリクロホスナトリウム（トリクロリール®）シロップで，0.2〜0.8 ml/kg，総量2 g，シロップで 20 ml を超えない量，シロップの

服用が難しい際には，抱水クロラール（エスクレ®坐薬）（30〜50 mg/kg）といった薬剤を用いて鎮静下で検査する．ゼラチンに過敏症がある場合にはエスクレ®坐薬は禁忌である．薬剤の過剰投与では呼吸抑制，低血圧，心筋障害といった重篤な合併症があり，重複使用，安易な追加投与は避け，意識や呼吸状態を十分に観察する時間をとる．鎮静が困難な場合には小児科や麻酔科の管理下で静脈麻酔や全身麻酔下で測定するが，その場合の眼圧は通常よりも低い値をとることに注意する．全身麻酔下の正常上限の眼圧値に関して明確に示されたものはないが，目安としては 15 mmHg 程度とされる．およそ 4 歳〜学童になると，鎮静なしでの測定が可能となってくる（図 6：乳幼児〜小児

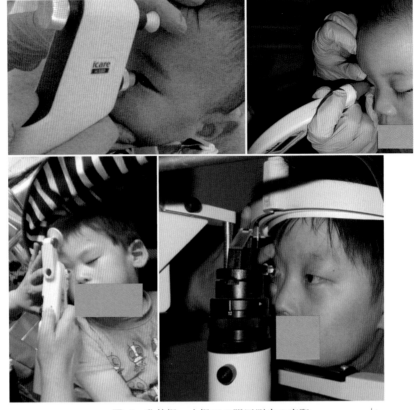

図 6. 乳幼児～小児での眼圧測定の実際

a	b
c	d

a：乳児．覚醒で ic100 で測定．抱っこの状態で
b：鎮静下．トノペン AVIA で測定
c：鎮静下．パーキンス手持眼圧計．バギーで眠った状態で
d：学童．ゴールドマン圧平式眼圧計で測定

の眼圧検査）．トノペンやアイケアは正常範囲の眼圧においてはパーキンス，ゴールドマン圧平式眼圧計と一致して正確とされるが，小児緑内障眼でパーキンス手持眼圧計と ic200 を比較すると，高眼圧や瘢痕のある角膜，厚い角膜では ic200 での眼圧は高く出ること，トノペンはパーキンスよりも高い値が出て両機器に乖離があり，年齢や眼圧，角膜厚の影響を受けることが報告されている[10]．

4．眼軸長の正常発達を超えた伸長による近視の進行，近視化

眼軸長の発達は，生後 1 年が最も急峻でその後徐々に伸長し，7 歳頃にプラトーに達するとされるが，眼圧上昇が持続すると眼軸長が正常範囲を超えて伸長するため，屈折検査で年齢に比して近視度数が強い場合には眼圧上昇の有無や眼軸長を確認する．正常眼軸の目安として，生後 1 か月で17.25〜20.25 mm，本邦では，年齢別正常眼軸長（mm）は出生後男児：16.85/女児：16.60，2 歳男児：20.60/女児：20.29，6〜7 歳男児：22.00/女児：21.68，13 歳以降男児：23.40/女児 23.06 との報告がある．

5．視　野

視野検査が小児緑内障の発見のきっかけになることは少ないが，他の疾患との鑑別や緑内障眼での日常・学校生活への影響等，視機能障害，病状の進行を把握するために，こどもの発達や病状に応じて導入する．おおよそ 5 歳以降から年齢が高くなるにつれ信頼性の高い検査が行えるようになっていく．低年齢で検査に慣れない間はゴールドマン視野計で V-4 のみ等，簡単な視標を用いてアウトラインをつかみ，徐々に細かいイソプタの測定を進め精度を上げる．小児はブザーを押すのが遅れるため視野が狭くなりやすいことに注意

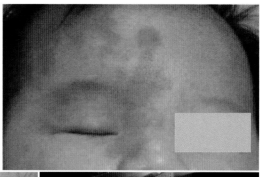
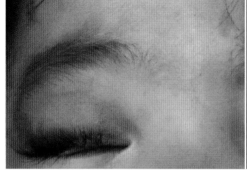
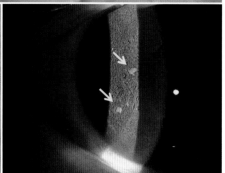

図 7.
緑内障を合併する全身疾患の代表例
　　a：Sturge-Weber 症候群. 顔面の血管腫
　　b：神経線維腫症 1 型. 眼瞼の叢状神経線維腫やカフェオレ斑
　　c：神経線維腫症 1 型. Lisch 結節（矢印）

し，視標を認識すると視線が光に向くため，この視線の動きをプロットして行う方法（瞥見法）も有用である．ハンフリー視野計等，静的視野検査の測定を行う際には，SITA-fast 24-2 等，測定時間が短いプログラムから始め，複数回行い再現性を必ず確認する．ゴールドマン視野，オクトパス，ハンフリーのいずれも年齢が高まるにつれてその範囲が拡大し，感度が上昇，ハンフリー SITA-fast 24-2 では，5～12 歳まで年齢と相関してその感度は上昇し，12 歳を超えれば大人と同様の感度が得られたことが報告されており，視野検査結果の解釈において年齢が低い場合には感度は低くなることに留意する[11]．

全身疾患

分類に示されるようにダウン症等の染色体異常，結合組織異常（マルファン症候群，Weill-Marchesani 症候群，Stickler 症候群），代謝異常（ホモシスチン尿症，Lowe 症候群，ムコ多糖症），母斑症（神経線維腫症，Sturge-Weber 症候群，Klippel-Trenaunay-Weber 症候群），Rubinstein-Taybi 症候群，先天性風疹症候群等，緑内障を合併する先天全身疾患は数多く，発症時期や重症度は多岐にわたる（図 7）．これら全身疾患のある児

の診察では緑内障の存在を念頭に眼所見を確認する．一方で，新しく小児緑内障を発見した際には合併する全身疾患がないか小児科に依頼して精査を行う．

治　療

乳幼児期に発症した小児緑内障治療の第一選択は原則的には手術加療のため，緑内障が診断された，あるいは鑑別に苦慮するような場合は，速やかに小児手術に対応可能な緑内障専門施設に紹介する．術式は，隅角切開術や線維柱帯切開術といった流出路再建術をまず行い，眼圧下降が不十分でさらに追加手術を行っても眼圧コントロールが得られない場合には，線維柱帯切除術やロングチューブシャント手術を行う．線維切開術の手術成績は原発小児緑内障では良好とされ，続発小児緑内障はそれに比して劣る[12]．長期的には，一旦眼圧が落ち着いても再上昇する例もみられ，生涯を通じて眼圧管理を要すること，特に視覚発達の臨界期以前の症例では，眼圧コントロールのみならず，積極的な屈折矯正や片眼例や左右差のある例への健眼遮蔽といった弱視治療の必要性も認識しておく．薬物治療は，学童以降の発症やステロイド投与での一時的な眼圧上昇，手術前後の補助

的な治療に対して行う．薬物を組み合わせて使用するが，乳幼児では点眼薬であっても体重，体表面積に比して投与量が多くなるため，可能な限り低濃度薬剤から使用する．またどの薬物も乳幼児，小児における安全性および効果についてのデータは確立しておらず，プロスタグランジン関連薬の小児での効果は成人に比して弱いことや，喘息のあるこどもへのβ遮断薬投与では重篤な合併症が生じうること，交感神経α2刺激薬は，特に2歳未満には精神神経症状の出現のため禁忌であることに注意する[13]．

文 献

1) 石川伸子，白土城照，安達 京ほか：先天緑内障全国調査結果(1993年度)．あたらしい眼科，**13**(4)：601-604，1996.

2) 永田 誠：発達緑内障臨床の問題点．あたらしい眼科，**23**(4)：505-508，2006.
   Summary 小児緑内障の症状から治療までがまとめられている．

3) 池田陽子，森 和彦，外園千恵：小児眼疾患の早期発見 乳幼児期の疾患の早期発見 前眼部疾患・緑内障．眼臨，**10**(5)：394-398，2017.

4) World Glaucoma Association：Childhood Glaucoma. The 9th Consensus Report of the World Glaucoma Association(Weinreb RN, Grajewski AL, Papadopoulos M, et al(Eds)). Kugler Publications, Amsterdam, The Netherlands, pp. 1-270, 2013.
   Summary 現在の小児緑内障の診断，検査や治療に至るまでのコンセンサスが網羅されている．

5) 日本緑内障学会緑内障診療ガイドライン作成委員会：緑内障診療ガイドライン(第4版)．日眼会誌，**122**(1)：3-53，2018.

6) 西田幸二，東 範行，阿曽沼早苗ほか：無虹彩症の診療ガイドライン．日眼会誌，**125**(1)：38-76，2021.

7) 重安千花，山田昌和，大家義則ほか：前眼部形成異常の診断基準および重症度分類．日眼会誌，**124**(2)：89-95，2020.

8) 木内良明：迷うことが多い小児疾患の診かた わかりやすい臨床講座 小児の緑内障．日本の眼科，**85**(7)：909-913，2014.
   Summary 診断基準，診療のポイント，治療に至るまでがコンパクトにまとめられている．

9) 山田裕子，中村 誠：第4章 緑内障の病型別治療 Ⅲ小児緑内障，緑内障診療ガイドライン解説 緑内障診療テキスト(山本哲也編)．pp. 228-240，南江堂，2018.
   Summary 小児緑内障について第4版緑内障診療ガイドラインに沿って詳しく解説されている．

10) Angmo D, Ramesh P, Mahalingam K, et al：Comparative Evaluation of Rebound and Perkins Tonometer's in Pediatric Glaucoma with Varied Corneal Characteristics. J Glaucoma, 2021. Publish Ahead of Print.

11) Patel DE, Cumberland PM, Walters BC, et al：OPTIC Study Group. Study of Optimal Perimetric Testing In Children(OPTIC)：Normative Visual Field Values in Children. Ophthalmology, **122**(8)：1711-1717, 2015.

12) Ikeda H, Ishigooka H, Muto T, et al：Long-term outcome of trabeculotomy for the treatment of developmental glaucoma. Arch Ophthalmol, **122**：1122-1128, 2004.

13) Chang L, Ong EL, Bunce C, et al：A review of the medical treatment of pediatric glaucomas at Moorfields Eye Hospital. J Glaucoma, **22**：601-607, 2013.

MB OCULI. No. 98：45−49, 2021

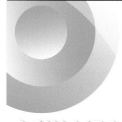

特集／こども眼科外来 はじめの一歩─乳幼児から小児まで─

小児白内障 はじめの一歩

OCULISTA

田中三知子*

Key Words： 先天白内障(congenital cataract)，片眼の先天白内障(unilateral congenital cataract)，両眼の先天白内障(bilateral congenital cataract)，小児白内障(pediatric cataract)，小児白内障の管理(cataract management in children)

Abstract： 先天白内障は早期に発見し，速やかに手術を遂行することが求められる疾患である．手術の時期は片眼では4〜6週の間に，両眼では生後8週，遅くとも10週までにと，より早期に手術を終えるよう変化しつつある．しかしながら，後極に局在する白内障等では瞳孔領に混濁がみえず，異常を覚知されないことも多い．早期発見，早期受診には今もなお課題がある．晩期に初診する白内障では眼位異常を主訴とすることが多く，両眼の白内障では眼振がみられる．

診断時の留意点

1．先天白内障の手術の時期について

片眼の，濃い混濁を呈する先天白内障での至適な手術時期は，生後4週から[1]，critical periodと考えられる6週までに行われている[2]．両眼の先天白内障の手術の時期についてはcritical periodがどこにあるのかはやや曖昧ではあるが，生後14週以降[3]，あるいは生後3か月[4]での手術では，それ以降に手術したものと比較して視力の優位性がみられないことが報告されている．より良い視力を求めるならば理想は生後8週までに[5]，遅くとも10週までには[6][7]手術を終えたほうが良い可能性がある．特に，左右眼を別々に早期手術する場合では1眼目を片眼の白内障と同じくらい早く手術する必要がありそうである[8]．この場合，1眼目を手術したのち，長くとも1〜2週間のうちに2眼目を手術する計画を立てる．両眼同時の白内障手術は全身麻酔が1回で済み，術後の屈折矯正を両眼同時に始められるメリットが大きいが，たとえ発生がごくわずかであったとしても術後眼内炎の忌避の点から好ましくないとする声も大きく[9]，議論が続いている．

2．早期発見の鍵

瞳孔領の白濁を呈しているものは保護者，産科医，小児科医に異常が覚知されやすく，早期に受診することが多い．また，白内障に限らず，家系に遺伝性が疑われる眼疾患がある場合にも比較的早い段階で眼科を受診することがある．その一方で，水晶体核や水晶体後極に局在する白内障のような，水晶体前面に異常がない例は瞳孔領の異常を呈さず，晩期に眼位異常や眼振を主訴に初診することが多い．先天白内障の早期発見については，生後早い段階での赤色反射の確認が重要と考えられるが，産科・小児科・眼科をまたぐような指針がなく，今後の課題となっている．

3．晩期に初診した先天白内障

Critical periodを超えて初診した，特に両眼の白内障では，初診の時期がどうであれ，どこかで手術を検討することが多い(図1)．速やかに手術

* Michiko TANAKA，〒020-8505 盛岡市内丸19-1 岩手医科大学眼科，講師

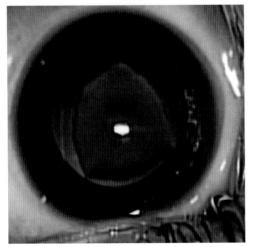

図 1. 瞳孔領の白濁を呈さない先天白内障
生後 5 か月で内斜視を主訴に初診した両眼の先天白内障. 水晶体核の変形・弱い混濁と, 後極に比較的濃い混濁がみられる. 弱い眼振がみられたが, 固視・追視はある程度可能であった. この例では速やかに水晶体切除をした.

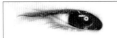

図 2. 生後 8 か月で内斜視を主訴に受診した膜様白内障
両眼の水晶体は吸収され, 収縮した水晶体囊内には小さな白色顆粒が散在していた. 弱い眼振がみられたが, 固視・追視はある程度可能であった. 視軸混濁をきたす大きな水晶体残渣や濃い線維性混濁はなく, 屈折矯正のみで経過をみている.

を行うか, あるいは生後 7 か月まで待って IOL を入れるか等の選択肢が考えられる. 前述したように, 生後 14 週以降の受診例では生後 7 か月まで手術を待っても問題はないと思われるが, よく検討・協議することである. 長く経過したものでは水晶体が吸収されて膜様白内障となることがあり (図 2), 状況によっては IOL を水晶体囊内に移植することが難しい. 乳幼児では IOL の毛様溝固定や縫着はできる限り避けたい.

幼児期以降に初診した白内障の場合では, 先天白内障のキャリーオーバーなのか発達白内障なのか鑑別が難しいことがある (図 3). 水晶体混濁のタイプや生後からの眼位, 眼振の有無, 視覚誘発電位 (visual evoked potential: VEP) 等を確認して治療方針を検討する.

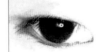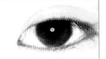

図 3. 就学前検診で右眼の視力不良と外斜視を指摘されて初診した白内障
視力は右眼手動弁, 左眼 (0.9). 白内障は両眼にみられ, 右眼は核白内障, 左眼は層状白内障を呈していた. VEP では右眼の明らかな振幅低下・潜時の延長が確認され, 右眼は手術せずに左眼の白内障の進行に注意した経過観察をしている.

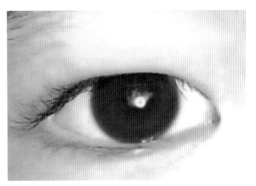

図 4. 生後 1 か月で瞳孔の異常を主訴に受診した瞳孔膜遺残
瞳孔領の 2/3 に膜性の混濁がみられたが, 検眼鏡で黄斑がみえ, 固視の左右差がないことが確認できたので, 患眼のアトロピンでの散瞳と健眼遮蔽をしながら経過を観察した. 現在 5 歳で視力は両眼とも 1.0 である.

4. 手術の除外判断

瞳孔領の 3 mm 以上の混濁を呈する白内障は手術の適応とされるが, 瞳孔膜遺残のように, 水晶体よりも前方の膜性混濁では, 固視が良いもの・眼底がクリアにみえるものは手術をしなくても良好な視力を得る (図 4). 重度の小眼球や前眼部奇形, 胎生血管系遺残等の片眼例では手術を勧めないことも多いが, 水晶体が前方に押し出されて閉塞隅角緑内障を呈する場合には水晶体切除を行うことがある.

手 術

1. 手術手技

我々は 25 G の硝子体カッターを用いて角膜輪部から手術操作をしている (図 5). IOL を入れる場合には成人と同様に強角膜切開を加える. IOL を移植しない場合の anterior continuous curvilin-

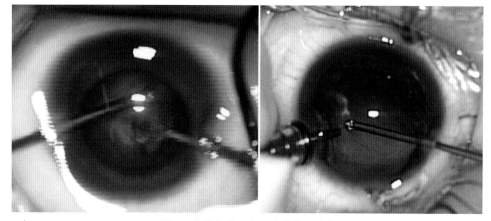

図 5. 角膜輪部からの水晶体切除術

a｜b

a：生後 5 週の白内障手術

b：IOL を移植する 4 歳の白内障手術．IOL の有無にかかわらず，
 PCCC と前部硝子体切除術を併施している．

ear capsulorhexis（ACCC）の直径は 4.0〜5.0
mm，posterior CCC（PCCC）は 3.0 mm が最適の
ようである．ACCC はそれ以下の直径では収縮し
て視軸混濁をきたすことが多くなる[10]．手術の詳
細については 2018 年の本誌（No.62）で詳述したの
で，そちらもご参照いただきたい[11]．

2．IOL の適応について

IOL は生後 6 か月以下の乳児に移植しても視力
に優位性はなく，むしろ術後合併症による手術回
数が多いというデメリットが判明している[12]．し
たがって，現在 IOL が移植されるのは乳幼児以降
の発達白内障が大半を占め，先天白内障では早期
手術を逃した例に限られる．7 か月以降の IOL 移
植はそれ以前と比較して緑内障や視軸混濁の発生
率が少ないことが判明している[13]．乳児の IOL の
度数計算は SRT/K 式および Holladay 1 式で誤差
が少ない[14]．眼軸長は 2 歳頃までは急激に成長し，
13 歳頃まで緩やかに成長し続けるが，Lin らの報
告によると，術後の屈折値の変化量（近視化）は，
IOL 移植の有無にかかわらず，変化量のピークは
3 歳までと 12 歳過ぎの二峰性であり，アジア人で
は青年期の初期にも近視が比較的急速に進行する
可能性があることに留意する[15]．

屈折成長率 rate of refractive growth 2 モデル
によれば，1 歳で手術された患者は 20 歳までに
10 D 程度の近視化が見込まれる[16]．近年ではこの
近視化を見越して，移植する際の年齢によって術

後の目標屈折値を遠視狙いにする方法が一般化し
つつある．どの程度の遠視を狙うかは術者の判断
に委ねられるが，Trivedi らは 2 歳未満で＋7 D〜，
5 歳未満で＋5 D〜，8 歳以上では〜＋1.50 D，14
歳以上で 0 D を狙うことを参考値として提示して
いる．これに個々の患者の状況，例えば白内障が
片眼か両眼か，術後の追加の屈折矯正に協力でき
るか，両親からの近視素因等を考慮しながら，術
後屈折値の狙いは患者ごとに決定される[17]．将来
の近視矯正の方法は種々あるので，我々の施設で
はここまでの極端な遠視は狙っていないが，乳児
に移植する IOL 度数は最大でも 25 D までにして
いる．

多焦点 IOL は弱視治療中の患者には向かない
が，十分に視力が出るティーンエイジャーで使用
されることがある[18]．

長期予後

視力予後は，手術をいつ受けたか，IOL 移植の
有無，弱視治療が奏効したか，最終視力測定の年
齢や精神発達の状況等によって，さまざまな報告
があり，統一した条件下でのまとまった集団の長
期予後が出るまではいましばらく時間がかかりそ
うである．これまでに報告された Infant Aphakia
Treatment Study Group の 6 か月までに片眼の白
内障手術を受けたものでは，IOL の有無にかかわ
らず，10.5 歳の時点で 0.5 以上の視力が出たもの

は IOL 群，aphakia 群それぞれで 22，27％，0.1 以下のものは両群とも 44％であった（視力の中央値 IOL：0.12，aphakia：0.13）[19].

Lambert らの両眼の白内障を1歳までに手術した例の5歳時点での視力は，0.5以上の視力を得たものが60％あったが，0.2以下にとどまるものも12％存在している[6].

文 献

1) Vishwanath M, Cheong-Leen R, Taylor D, et al：Is early surgery for congenital cataract a risk factor for glaucoma? Br J Ophthalmol, **88**(7)：905-910, 2004.
    Summary 先天白内障において4週未満の早期手術群で緑内障の発病率が高いことを示した.

2) Birch EE, Stager DR：The critical period for surgical treatment of dense congenital unilateral cataract. Invest Ophthalmol Vis Sci, **37**(8)：1532-1538, 1996.
    Summary 片眼の先天白内障において視力予後と手術年齢の相関を統計学的モデルで予測し，生後6週までの手術を受けたものはそれ以前に手術を受けたものに比べて視力が劣らないことを示した.

3) Birch EE, Cheng C, Stager DR, et al：The critical period for surgical treatment of dense congenital bilateral cataracts. J AAPOS, **13**(1)：67-71, 2009.
    Summary 生後14週までは3週ごとに1ラインずつ視力予後が悪化することを示した.

4) Lin HT, Long EP, Chen JJ, et al：Timing and approaches in congenital cataract surgery：a four-year, two-layer randomized controlled trial. Int J Ophthalmol, **10**(12)：1835-1843, 2017.
    Summary 生後3か月と6か月で両眼の先天白内障を手術した場合，6か月で手術されたものの視力予後が良いと報告した.

5) Rogers GL, Tishler CL, Tsou BH, et al：Visual acuities in infants with congenital cataracts operated on prior to 6 months of age. Arch Ophthalmol, **99**(6)：999-1003, 1981.
    Summary 両眼の先天白内障7例において生後8週未満で水晶体切除術を受けたものの視力予後が良かったことを報告した.

6) Lambert SR, Lynn MJ, Reeves R, et al：Is there a latent period for the surgical treatment of children with dense bilateral congenital cataracts? J AAPOS, **10**(1)：30-36, 2006.
    Summary 生後10週未満で手術を受けたものが20/100以上の視力を得たことを報告した.

7) Self JE, Taylor R, Solebo AL, et al：Cataract management in children：a review of the literature and current practice across five large UK centres. Eye, **34**(12)：2197-2218, 2020.
    Summary 英国での先天白内障のマネジメントをまとめた報告. ほとんどの眼科医が両眼の白内障を生後6〜10週までの間に手術する計画を立てている.

8) Lambert SR：The timing of surgery for congenital cataracts. minimizing the risk of glaucoma following cataract surgery while optimizing the visual outcome. J AAPOS, **20**(3)：191-192, 2016.
    Summary 片眼でも両眼でも先天白内障を生後4〜6週で手術することが理想であることを述べた.

9) Burton JK：Cataract Surgery for Bilateral Congenital Cataracts：Are the Cost Savings Worth the Risk? Arch Ophthalmol, **128**(8)：1073-1074, 2010.
    Summary 両眼同時の白内障手術の問題点を指摘した Editorial.

10) Lin H, Tan X, Lin Z, et al：Capsular Outcomes Differ with Capsulorhexis Sizes after Pediatric Cataract Surgery：A Randomized Controlled Trial. Sci Rep, **5**(5)：16227, 2015.
    Summary 無作為に3群に分けた先天白内障患者を3通りのACCCの直径で手術をし，術後のCCC面積の変化を比較した論文.

11) 田中三知子：小児（先天）白内障—1. MB OCULI, **62**：1-4, 2018.

12) Infant Aphakia Treatment Study Group, Lambert SR, Lynn MJ, Hartmann EE, et al：Comparison of contact lens and intraocular lens correction of monocular aphakia during infancy：a randomized clinical trial of HOTV optotype acuity at age 4.5 years and clinical findings at age 5 years. JAMA Ophthalmol, **132**(6)：676-682, 2014.

13) Bothun ED, Wilson ME, Yen KG, et al：Toddler Aphakia and Pseudophakia Study：Outcomes of

Bilateral Cataract Surgery in Infants 7 to 24 Months of Age Using the Toddler Aphakia and Pseudophakia Treatment Study Registry. Ophthalmology, **127**(4)：501-510, 2020.

14) Infant Aphakia Treatment Study Group, Vander-Veen DK, Trivedi RH, Nizam A, et al：Predictability of intraocular lens power calculation formulae in infantile eyes with unilateral congenital cataract： results from the Infant Aphakia Treatment Study. Am J Ophthalmol, **156**(6)：1252-1260, 2013.

15) Lin HT, Long EP, Chen JJ, et al：Timing and approaches in congenital cataract surgery： a four-year, two-layer randomized controlled trial. Int J Ophthalmol, **10**(12)：1835-1843, 2017.

16) McClatchey SK, Hofmeister EM：The optics of aphakic and pseudophakic eyes in childhood. Surv Ophthalmol, **55**(2)：174-182, 2010.

17) Trivedi RHM, Wilson ME, Scott IU, et al：Selecting Intraocular Lens Power in Children. 〈https://www.aao.org/eyenet/article/selecting-intraocular-lens-power-in-children〉

18) 石井祐子，永野雅子，徳田芳浩ほか：多焦点 IOL を挿入した両眼性小児白内障の 1 手術症例．眼科臨床紀要，**3**(4)：381-385，2010.
    Summary 12 歳の白内障患者に多焦点眼内レンズを移植し，良好な視力と両眼視を得たことを報告した論文．

19) Infant Aphakia Treatment Study Group, Lambert SR, Cotsonis G, DuBois L, et al：Long-term Effect of Intraocular Lens vs Contact Lens Correction on Visual Acuity After Cataract Surgery During Infancy： A Randomized Clinical Trial. JAMA Ophthalmol, **138**(4)：365-372, 2020.

MB OCULI. No. 98：50−58, 2021

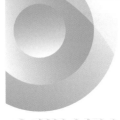

特集／こども眼科外来 はじめの一歩―乳幼児から小児まで―

小児網膜疾患 はじめの一歩

近藤寛之*

OCULISTA

Key Words： 小児(children)，網膜剝離(retinal detachment)，網膜ジストロフィ(retinal dystrophy)，白色瞳孔
(leukocoria)，網膜芽細胞腫(retinoblastoma)，家族性滲出性硝子体網膜症(familial exudative vit-
reoretinopathy：FEVR)

Abstract：小児の網膜疾患の原因は多彩であり，遺伝性の疾患や先天異常もみられることか
ら，既往歴や家族歴を詳しく聴取することが大切である．小児の網膜疾患には好発年齢があり，
発症年齢が重要である．乳幼児では可能な検査が限られ，患児の協力も得にくいので，各時期
に現れる徴候が診断のポイントとなる．出生早期からの小眼球や白色瞳孔，生後 3 か月以降に
みられる眼振や斜視に注意する．白色瞳孔を示す疾患のなかで網膜芽細胞腫は生命予後に影響
する危険性があり，早期に適切に診断することが大切である．学童期には弱視として見逃され
やすい網膜ジストロフィがあることを念頭に置く．これらの疾患は ERG や OCT，眼底自発蛍
光検査等を組み合わせることで診断することができる．年齢ごとに異なる病像を呈する疾患の
代表として家族性滲出性硝子体網膜症をとりあげ，鑑別診断や治療・紹介のタイミングをまと
めた．

はじめに

　小児の網膜疾患は，比較的症例数が限られる，
患児の協力が得にくく眼底検査が難しい，可能な
検査が限られる，といった理由で正確な診断を行
うのはハードルが高い．しかし，網膜剝離は治療
や予防によって視機能を保持できるチャンスがあ
り，網膜芽細胞腫は生命予後に関係する疾患であ
り是非とも早期に診断したい．また，治療法の限
られている網膜ジストロフィでは早期からの屈折
矯正が視力向上に寄与し，ロービジョンの適応が
ある．さらに，疾患によっては遺伝子治療が考慮
される時代となってきており，はじめの眼科受診
で次の診療に適切につなげていく意義がますます
大きくなってきている．本稿では，小児網膜疾患
について，小児の網膜疾患の特性について述べな

がら診断のコツや精査を行うタイミングについて
解説する．

小児網膜疾患を見つけるための基本事項

1．病態・左右の違い

　網膜疾患は①視細胞や視神経，色素上皮細胞と
いった視覚ニューロンの異常を本態とする疾患
や，②裂孔原性等さまざまな網膜剝離性疾患，あ
るいは腫瘍性疾患に大きく分けることができる．

　網膜疾患には両眼性の疾患と片眼性の疾患があ
る．遺伝性疾患は両眼性が多く，胎生血管遺残
(persistent fetal vasculature：PFV)や朝顔症候
群のような先天異常は片眼性が多い．両眼性と
いっても，視覚ニューロンの異常を示す疾患は左
右差が僅かなことが多く，家族性滲出性硝子体網
膜症(familial exudative vitreoretinopathy：
FEVR)のように網膜剝離をきたす疾患では網膜
剝離が発症するまで両眼性の疾患であることに気

* Hiroyuki KONDO，〒807-8555　北九州市八幡西区
医生ヶ丘 1-1　産業医科大学眼科学教室，教授

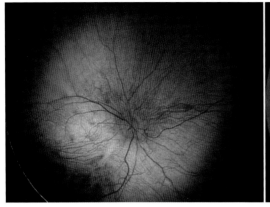

a | b

図 1. 眼白子症眼底所見と母親の眼底異常
a：眼白子症の眼底写真
b：母親の眼底周辺部. 脱色素(いわゆるモザイク)所見を認める.

付かれないことがある. 小児で網膜剝離を認めた場合には, 遺伝性疾患や先天異常等, 何らかの原因があると考えるべきであり, 反対眼にも異常がないか精査する必要がある.

2. 家族歴・既往歴

小児の網膜疾患では遺伝性疾患等の先天的な要因があることが多く, 家族歴の確認が大切である. 家族性の疾患では, 第1子の診断が確定すると, 第2子はより早期に診断され対策を講じやすい. 例えば, 先天網膜分離症や眼白子症といったX染色体劣性遺伝の疾患では男児が罹患し, 母が保因者である. ただし, 眼白子症等では母親に軽い眼底異常(モザイク様眼底)を示すため診断の鍵となるが, 優性遺伝と間違えやすいので注意が必要である(図1). 網膜芽細胞腫のような悪性腫瘍でも家族歴がみられることがある. 一方, 家族歴のない症例(孤発例)であっても, 常染色体劣性遺伝やX染色体劣性遺伝, 常染色体優性遺伝の新規変異のこともあり, 孤発例イコール非遺伝性とみなすことはできない.

既往歴としては, 風疹網膜症等の先天感染や未熟児網膜症では妊娠中の異常の有無や在胎週数, 出生時体重が決め手となる. 既往を詳しく聴取することが大切である.

3. 全身所見・前眼部所見

全身性疾患では, 眼底異常以外の併発症が契機となり発見されることも多く, 前眼部異常を主とする疾患のなかにも眼底異常を併発する疾患があ

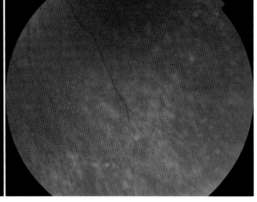

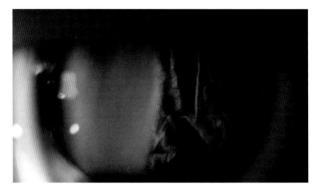

図 2. Stickler 症候群にみられる水晶体後面の硝子体変性
(文献 10 より転載)

る. Stickler 症候群はⅡ型コラーゲン等の異常により網膜剝離を生じる全身性疾患であり, 顔面平坦化や口蓋裂, 関節変性, 難聴をおこす. ただし, 口蓋裂以外の全身病態は比較的軽症であり, 眼科医の問診では見逃されやすい. 前眼部所見としては, 水晶体の後面に膜状の硝子体変性を認めるのが特徴であり, 診断上有用な所見である(図2). Marfan 症候群は骨格異常や高身長, 心血管異常等の全身異常とともに網膜剝離をおこす. 眼科的所見としては, 水晶体脱臼とそれに伴う視力低下で発見されやすい. 全身の白皮症(白子症)は皮膚の変化によって見つけられやすいが, 眼白子症は皮膚症状を欠くために見逃されやすい. 無虹彩症は常染色体優性遺伝を呈し, 角膜混濁, 緑内障, 白内障等の前眼部異常を伴うが, 黄斑部の低形成による視力障害が必発である.

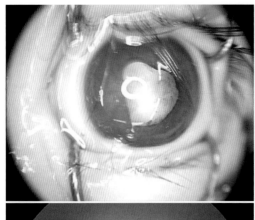
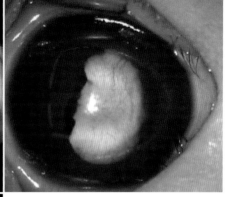
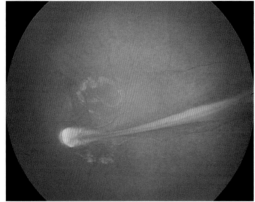

a | b
c |

図 3.
眼内増殖性病変にみられた白色瞳孔と
鎌状網膜ひだ
　　a：家族性滲出性硝子体網膜症の白色
　　　　瞳孔(先天性網膜剝離，文献 3 より転
　　　　載)
　　b：前部型 PFV(文献 6 より転載)
　　c：家族性滲出性硝子体網膜症の鎌状
　　　　網膜ひだ(文献 9 より転載)

年齢ごとに注意すべき疾患と診察のポイント

　小児，特に乳幼児や就学前の小さなこどもでは
自覚症状を訴えないことが多く，実施できる検査
も限られる．家族の訴えや視診等，患児が示す徴
候を的確に見極めて病変を推測することが大切で
ある．年齢によって徴候は異なるため，年齢に応
じた特徴の違いを知っておくと良い．また，病状
の進行の有無が診断の決め手となる場合がある．
錐体ジストロフィや Stargardt 病等の錐体障害が
主体の網膜ジストロフィでは学童期以降に視力障
害をきたしやすく，就学前には視力障害がみられ
ないこともあり気を付ける必要がある．一方，全
色盲(杆体一色覚)では視力低下の進行がみられな
いことが多い．

1．新生児期

　新生児の診察では，視診あるいはペンライトに
よる診察によって小眼球や白色瞳孔の有無を確認
する．白色瞳孔は先天白内障との鑑別が重要であ
る．手持ちの細隙灯顕微鏡があれば，散瞳して診
察すれば鑑別はそれほど難しくない．ただし，白

内障と網膜病変が合併していることもあるので注
意が必要である．水晶体の後方に白色瞳孔をきた
す疾患としては，網膜芽細胞腫や眼内増殖性病変
がある．眼内増殖性病変には PFV や先天性網膜
剝離があり，水晶体裏面増殖組織がみられ，小眼
球を呈することも多い(図 3)．先天性網膜剝離で
は水晶体が圧迫され，前房が消失すると角膜混濁
をきたす．網膜剝離が疑われ，眼底の透見が困難
な場合には超音波 B モード検査が有用である(図
4)[1]．PFV の素状硝子体組織や網膜分離症等は網
膜剝離と間違えやすいので注意を要する．

　出生早期にみられる白色瞳孔は視機能に重大な
障害をきたすだけでなく，網膜芽細胞腫等の疾患
の可能性も考慮して専門医に相談するほうが良い．

a）胎生血管遺残(persistent fetal vasculature：PFV)

　以前は第一次硝子体過形成遺残(persistent
hyperplastic primary vitreous：PHPV)とも呼ば
れ，胎生初期に形成された第一次硝子体と硝子体
動脈が退縮せずに，増殖膜を形成した病態であ
る[2]．前部型と後部型があり，前部型は水晶体後

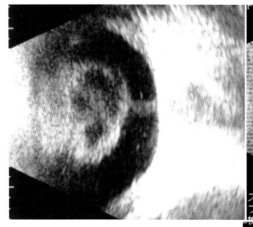

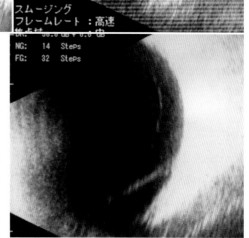

図 4.
Bモード超音波検査による網膜所見
　　a：網膜剝離．3か月，男児．家族性滲出
　　　　性硝子体網膜症による牽引性網膜剝離．
　　　　網膜は全剝離し，漏斗状となっている．
　　b：胎生血管遺残．1か月，男児．視神経
　　　　から水晶体後面に向かう硝子体索状組織
　　　　がみられるが，網膜剝離はみられない．
　　　　（文献2より転載）
　　c：先天網膜分離症．4か月，男児．網膜
　　　　分離症は網膜剝離と間違えやすいので注
　　　　意を要する．

面に白色組織を形成して，白色瞳孔を呈する．後部型は視神経乳頭周囲に網膜ひだを形成するが，白色瞳孔を示すには至らない症例もある．小眼球を呈しやすい．超音波Bモード検査では視神経から水晶体後面に向かう索状エコー像を認める（図4）．通常視力予後は不良であるが，光軸にかかる混濁を切除・切断することにより視力が得られる症例がある．

b）先天性網膜剝離

FEVRをはじめとする眼内増殖性病変をきたす遺伝性疾患で，新生児期にすでに網膜剝離をおこしている症例の総称である．未熟児網膜症との鑑別が必要であるが，未熟児網膜症は出生後に生じる病態であり，出生体重や酸素投与の既往から鑑別できる．Norrie病はNorrie病遺伝子の異常によっておこる疾患で，X染色体劣性遺伝を示し男児が発症する疾患であるが，症例の3割に精神発達遅滞や難聴を伴う．このような全身性疾患の眼所見として先天性網膜剝離が認められることがあ

る．Norrie病では両眼性に白色瞳孔がみられるが，FEVRでは重症度に左右差がみられることが多く，両眼白色瞳孔の症例は比較的少ない．Norrie病の全身所見は乳児期には明らかでなく，FEVRとの鑑別は難しい[3]．

2．生後3か月

生後3か月頃に視機能が発達してくると，視覚障害によって固視の不良が顕在化する．この時期までに発症する疾患では眼振を示すことが多い．片眼性の視機能障害では内斜視を生じやすい．PFV，朝顔症候群，コロボーマ等の先天異常や片眼性の先天網膜剝離，鎌状網膜ひだは内斜視でみつかりやすい．両眼性の場合には眼振でみつかることが多い．遺伝性の網膜ジストロフィではLeber先天盲や全色盲，白子症等で眼振を認めやすい．眼振を伴う網膜ジストロフィではできるだけ早期から屈折矯正を行うことが，視力向上に寄与するので早めに専門医に相談されたい．

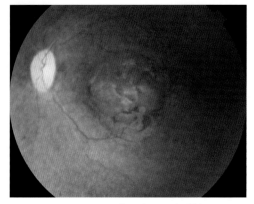

図 5. Leber 先天盲の眼底所見
7 歳，女児．びまん性の網膜変性のために網膜全体の色調は不良である．後極部には陥凹がみられ黄斑コロボーマの所見を示している．

（文献 4 より転載）

a）Leber 先天盲

Leber 先天盲は乳児期より発症する網膜変性疾患であり，眼振と視力の欠失，網膜電図(electro-retinogram：ERG)での波形消失を特徴とする[4]．眼底検査で乳児期に視力が欠失すると，いわゆる「目押し現象(occulo-digital phenomenon)」がみられる．眼底検査で網膜変性を確認する（図 5）．ただし，乳児期には網膜変性が目立たないタイプがあり注意を要する．また，1〜2 歳頃には，杆体障害優位で夜盲を呈するタイプと，錐体障害が優位で羞明が主となるタイプに分かれる．診断にはERG 検査をする必要がある．Leber 先天盲のなかで，*RPE65* 遺伝子の異常によるものでは，欧米では遺伝子治療が承認され，現在日本でも臨床治験が行われている[5]．

b）全色盲

杆体一色覚とも呼ばれ，常染色体劣性遺伝を示し，非進行性の疾患である．眼底や蛍光眼底造影検査は正常所見を示す．ERG では杆体機能は正常で錐体機能不全をきたす．典型例は眼振を伴い，視力は 0.1 程度にとどまるが病変の進行はみられない．

c）眼白子症

X 染色体劣性遺伝で男児にみられる疾患で，眼底の色素脱出や黄斑低形成が特徴的である（図1）．黄斑低形成が特徴的であり，OCT で中心窩の陥凹欠失がみられる．視力はさまざまであるが眼振を示しやすい．ERG は正常である．

3．生後 3 か月以降〜3 歳

固視ができるようになった後に片眼に視覚障害がおこると外斜視を呈することが多い．

乳幼児の眼底検査では，啼泣させたまま点眼麻酔だけで長時間検査を行うのは，患児にとっては大きなストレスであり，家族に余計な心配を与えることにもなる．疾患の種類や病態に応じて，鎮静・麻酔方法を選択する．経口や座薬の睡眠導入剤（トリクロリール®，エスクレ®）の投与も有用であるが，鎮痛・睡眠効果が弱く，検査が不十分となることも多い．詳細な検査が必要な場合には全身麻酔を選択する．眼底検査では，網膜の出血等の異常所見とともに中心窩反射がみられるか注意しておくと良い．

a）網膜芽細胞腫

小児の網膜から発生する悪性腫瘍であり，*RB1* 遺伝子の異常で発症する．症例の半数以上は家族内で共有された *RB1* 遺伝子異常に加えて，網膜での後天的な *RB1* 遺伝子の突然変異によって発症する．多くは就学前に診断され，その 7 割は白色瞳孔で発見される．斜視や充血を伴う場合もあるので鑑別に注意を要する．眼底検査では血管が豊富な白色の隆起性病変を認める（図 6）．硝子体出血やぶどう膜炎を併発する症例もある．90％以上の症例で腫瘍内に石灰化がみられるため，頭部CT で腫瘍内に石灰化をみつけることが診断のポイントとなる[6]．MRI 画像では T1 強調画像で不均一な高信号を示しやすい．初期病変はレーザー治療の適応であり，進行例は眼球摘出や化学療法が必要となる．さらに進行すると眼外に浸潤・転移し生命予後が不良となるので，早期に発見することが重要である．家族例では二次癌を生じることがある．

鑑別診断としては，Coats 病や PFV，FEVR 等がある．それ以外には，星細胞過誤腫や網膜細胞腫等の良性の網膜腫瘍や犬回虫症があるが，眼底所見や MRI 等で鑑別する．

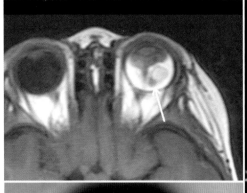

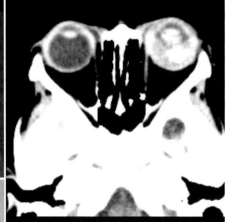

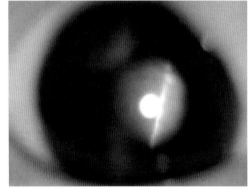

図 6.
網膜芽細胞腫
　a：MRI 所見．T 強調画像で腫瘍内に不
　　　均一な信号強度の上昇を認める．
　b：CT 所見．a と同じ症例．腫瘍内に石
　　　灰化を認める．
　c：細隙灯顕微鏡所見．a, b とは別症例．
　　　白色隆起所見（文献 6 より転載）

b）Coats 病

　非遺伝性の滲出性網膜剝離を示す疾患であり，
男児に多くみられ，片眼性のことが多い．眼底は
特徴的な黄色の滲出斑を示し，進行すると水晶体
後面に達する胞状の網膜剝離となる（図 7）．網膜
剝離が限局した状態では網膜凝固により病変は鎮
静化するが，重症化すると治療が困難であり予後
が不良であるため，早期の治療が必要である[7]．
進行した胞状網膜剝離では，網膜芽細胞腫との鑑
別が必要になる．

4．3 歳以降〜就学前

　3 歳くらいになると視力検査や屈折検査ができ
るようになる．また 3 歳検診が契機となり病気が
みつかる場合もある．成人と同じように検査がで
きるこどももいるが，検査に恐怖心を抱くこども
もいるので，できるだけこどもが協力できるよう
な雰囲気で診察する．眼底検査でくまなく観察す
ることは難しいので，黄斑部や視神経，周辺部病
変等，異常が疑われる場所をピンポイントに
チェックせざるを得ない症例もある．近年は広角
眼底カメラや光干渉断層計（OCT）が広く用いら

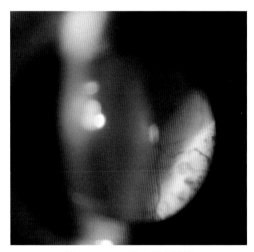

図 7．Coats 病の眼底所見
水晶体後面に達する胞状網膜剝離
（文献 9 より転載）

れるようになってきており，測定時間の短い方式
では小児でも撮像可能である．特に広角眼底カメ
ラは倒像鏡を用いた眼底検査よりも，短時間で周
辺部まで確認することができる．OCT も黄斑部
病変の確認に優れており，若年者にも試みる価値
は大きい．
　黄斑ジストロフィ等，黄斑部に異常をきたす疾

患では黄斑部の囊胞や黄色斑，沈着物質を直接確認することができる（後述）が，初期病変は見逃されやすい．黄斑低形成でも中心窩反射の異常以外には異常がみられない場合があり，「中心窩反射の異常」を見逃さないように気をつけておくと良い．

5．学童以降

就学後は学校の視力検査で異常を指摘されることもある．症状や徴候も視力の低下や羞明，視野狭窄等，よりはっきりした異常としてみつかる症例がある．より詳細な検査が可能となる年齢であり，広角眼底カメラや OCT に加えて，眼底自発蛍光や ERG 等を組み合わせると，遺伝性網膜疾患の診断には有用である．ERG にはコンタクトレンズ電極が用いられ，鎮静や全身麻酔下の検査が必要であったが，近年，皮膚電極を用いた ERG 装置が登場し，小児に優しい検査となってきている．

網膜病変のなかには屈折異常が特徴的であるものがあり，屈折値に注意する必要がある．先天網膜分離症や卵黄状黄斑ジストロフィ，Leber 先天盲の一部では遠視を示しやすい．Stickler 症候群や完全型先天停止性夜盲では強度近視を伴う．Leber 先天盲のなかには乱視や円錐角膜を合併するタイプもある．小児症例で異常な屈折値を認めた場合には何らかの網膜疾患の可能性を念頭に置くほうが良い．屈折異常は早期から矯正しておくことが望ましい．学校生活に向けてロービジョンケアも必要な症例もあり，早めに専門医と相談する必要がある．

弱視として見逃されやすい
網膜ジストロフィの診断

網膜疾患のなかには，低視力であっても眼底に異常がないか，軽微で見落としやすい疾患がある．先天停止性夜盲や全色盲では眼底に異常がみられず，ERG が診断に有用である．先天網膜分離症では黄斑部に囊胞形成，卵黄状黄斑ジストロフィは網膜下の自発蛍光物質蓄積，錐体ジストロフィや Stargardt 病では黄斑部の外層萎縮等の所

見がみられるが，眼底検査では見落とされることがある．OCT や眼底自発蛍光検査等と組み合わせることで診断につなげることができる（診断フローチャート，図8）[8]．

黄斑低形成とは中心窩の形成を欠き，低視力を示す病態である．黄斑周囲の網膜血管の形成に異常を示すことが多く，蛍光眼底造影検査では中心窩無血管帯の形成不全がみられる．黄斑低形成をきたす疾患として，無虹彩症と白皮症（眼皮膚白子症と眼白子症）が知られており低視力を併発する．近年，OCT あるいは OCTA の発達により，比較的視力が良好な疾患でも，中心窩の形成不全や中心窩無血管帯の形成不全等の形態の異常をきたすものがあることが明らかとなった．未熟児網膜症や Stickler 症候群では視力が良くても高率に黄斑低形成をきたすことが知られている．

1．先天網膜分離症

X 染色体劣性遺伝で男児にみられる黄斑ジストロフィで，視力低下がみられる．黄斑部に網膜分離を生じ，眼底検査で「車軸状の囊胞形成」と呼ばれる所見がみられる．OCT で黄斑部の分離，ERG で b 波の減弱がみられる．

2．卵黄状黄斑ジストロフィ

BEST 病とも呼ばれ，常染色体優性遺伝の疾患である．学童期に視力低下のためにみつかることが多い．眼底検査で卵黄様と呼ばれる黄色の円形病変が特徴的である．OCT では黄色病変に一致して網膜下にドーム状の隆起を認め，眼底自発蛍光検査では過蛍光を呈する．

3．錐体ジストロフィ

進行性の視力低下，中心暗点，羞明，色覚障害を呈する疾患であり，遺伝形式や発症年齢は多様である．錐体 ERG の減弱を認める．OCT では網膜外層の萎縮所見，眼底自発蛍光検査では黄斑部の低蛍光を示す．特徴的な黄斑萎縮は「標的黄斑症 bull's eye maculopathy」と呼ばれる．

4．Stargardt 病

常染色体劣性遺伝の黄斑ジストロフィで，黄色斑眼底とも呼ばれ，自発蛍光物質が網膜色素上皮

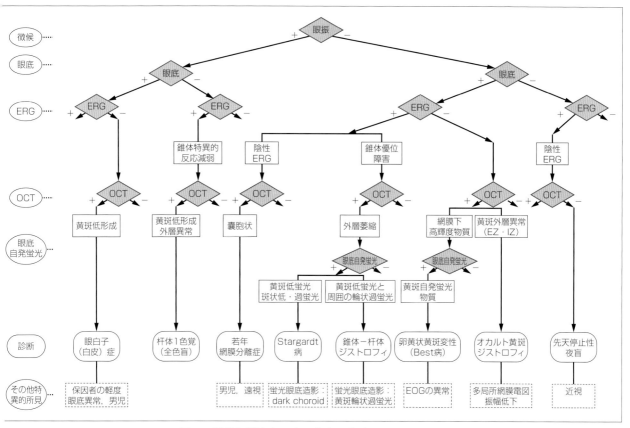

図 8. 弱視と間違えやすい疾患の診断フローチャート
代表的検査所見以外は除いた. 徴候として注意すべきは眼振の有無である.
＋は異常所見あり，－は異常所見なし.
EZ：ellipsoid zone，IZ：interdigitation zone，EOG：electro-oculogram
（文献 8 より転載）

内に蓄積し視力の低下をきたす. OCT で後極の
網膜外層の萎縮がみられる. 眼底自発蛍光検査で
は黄色斑に一致して過蛍光もしくは低蛍光を示す.

FEVR の年齢ごとの臨床像と診断鑑別のポイント

　年齢ごとに異なる病像を呈して鑑別すべき疾患
が異なるものがあり，FEVR はその代表的な疾患
である. FEVR は周辺部の網膜血管の発達不全が
原因で生じ，二次的に新生血管の形成や硝子体出
血，牽引性網膜剥離をおこす. 乳幼児に鎌状網膜
ひだをはじめとする網膜剥離を呈する疾患である
（図 3）. 未熟児網膜症に類似した眼底所見を示す
ことで知られ，軽症例では周辺部の網膜に血管の
形成不全や異常血管を認める. 進行例では眼内増
殖組織の形成により白色瞳孔を示す. 常染色体優
性遺伝を示す症例が多いが，孤発例も多く遺伝性

はさまざまである. 家族例が約半数であり，両親
や兄弟の眼底所見を確認しておく必要がある.

1．乳幼児期

　乳幼児期には鎌状網膜ひだとしてみつかるケー
スが多く，重症例では白色瞳孔を伴う先天網膜剥
離を示す. 左右差が大きいのも特徴の1つであり，
他眼は一見正常のようにみえても周辺部に無血管
や血管の走行異常がみられることが多い. 血管異
常を正確に把握するためには蛍光眼底造影検査が
必要である（図 9）. 類縁疾患として Norrie 病があ
る. 鑑別診断としては，未熟児網膜症があるが，
在胎週数や酸素投与の既往の有無で鑑別すること
ができる. このほか，鑑別診断として PFV があ
る. また，全身性の疾患で鎌状網膜ひだを示すも
のとして，色素失調症がある. 女児が罹患するが，
皮膚病変を伴うことで鑑別可能である.

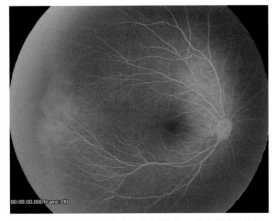

図 9. 家族性滲出性硝子体網膜症の蛍光眼底所見
後極部網膜は一見正常であるが，周辺部に無血
管と血管異常を認める.

FEVR の網膜剥離は出生までに停止する症例も
あるが，成長とともに眼内増殖機転が増悪し，鎌
状網膜ひだが網膜全剥離へ悪化する症例がある.
蛍光眼底造影検査で無血管帯が広範囲である，あ
るいは新生血管の活動性が高い等の所見を示す場
合にはレーザー網膜凝固を検討するため，2〜3歳
頃に蛍光眼底造影検査を再度行うと良い.

2．学童期以降

学童期以降では周辺部の無血管領域に網膜裂孔
を生じ，裂孔原性網膜剥離を生じる．網膜剥離に
至る前であれば，レーザー網膜凝固を行う．裂孔
原性網膜剥離に対しては通常バックリング（輪状
締結）による裂孔閉鎖を行う．裂孔原性網膜剥離
の鑑別診断としては Stickler 症候群や Wagner
病，Marfan 症候群が優性遺伝を呈し網膜剥離を発
症するため，鑑別が必要である．FEVR では滲出
性網膜剥離を呈する症例があり，このような症例
は Coats 病との鑑別診断である．網膜血管の走行
異常の有無に注意する.

おわりに

小児網膜疾患では検査が困難であるものの，小
児の眼に現れるいろいろな特徴（徴候）や好発年齢
を知っておくことが診断に役立つ．網膜の画像診
断や機能検査は低年齢であっても行えるように
なってきており，弱視として見逃されやすい疾患

の診断に有効である．網膜疾患以外に視機能低下
をきたす疾患としては視神経障害や頭蓋内病変に
よる視路障害，心因性視力障害があり，これらの
疾患を念頭に置くことも重要である．他稿にて確
認されたい.

文　献

1) 近藤寛之：小児の網膜剥離診察のコツを教えてく
ださい．専門医のための眼科診療クオリファイ
17（瓶井資弘編），中山書店，pp. 17-20，2013.

2) 近藤寛之：第一次硝子体過形成遺残．専門医のた
めの眼科診療クオリファイ 9（仁科幸子編），中山
書店，pp. 141-143，2012.

3) 近藤寛之：診断に迷う類似疾患：家族性滲出性硝
子体網膜症．未熟児網膜症（東　範行編），三輪書
店，pp. 232-235，2018.

4) Hosono K, Nishina S, Yokoi T, et al：Molecular
Diagnosis of 34 Japanese Families with Leber
Congenital Amaurosis Using Targeted Next
Generation Sequencing. Sci Rep, **8**：8279, 2018.

5) Bennett J：Gene therapy for Leber's congenital
amaurosis due to RPE65 mutations. Gene- and
cell-based Threatment Strategies for the Eye,
Essentials in Ophthalmology Rakoczy EP（ed）.
pp. 9-25, 2015.
　　Summary　RPE65 変異による Leber 先天盲の遺
伝子治療に関する総説.

6) 松下五佳：網膜芽細胞腫．一目でわかる眼疾患の
見分け方　ぶどう膜疾患，網膜・硝子体疾患（井上
幸次，山本哲也，大路正人ほか編），メジカル
ビュー社，p. 168，2016.

7) Sigler EJ, Randolph JC, Calzada JI, et al：Current
management of Coats disease. Surv Ophthalmol,
59：30-46, 2014.

8) 近藤寛之：乳児・小児の眼底疾患，未熟児網膜
症．眼科診療マイスター　診断と治療（飯田知弘，
中澤　徹，堀　裕一編），メジカルビュー社，pp.
278-280，2017.

9) 近藤寛之：眼底疾患：小児の眼底疾患の特徴，そ
の他の血管疾患・増殖疾患．小児眼科学（東　範
行編），三輪書店，pp. 283-287，2015.

10) 松下五佳：眼底疾患（未熟児網膜症以外）．MB
OCULI，**28**：61-66，2015.

MB OCULI. No. 98：59-64, 2021

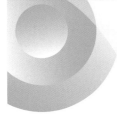

特集／こども眼科外来 はじめの一歩―乳幼児から小児まで―

心因性視覚障害
見逃さないための一歩

村木早苗*

Key Words： 心因性視覚障害(psychogenic visual disturbance)，眼心身症(ocular psychosomatic disease)，限局性学習症(学習障害)(specific learning disorder：SLD)，虐待(abuse)，らせん状視野(spiral field)，花環状視野(flower pedal-like field)

Abstract： 心因性視覚障害は，視力低下の原因として精神的心理的要因を考慮せざるを得ない症候群である．小児の場合，ほとんどが眼心身症であり，精神的未熟性と環境ストレスとのアンバランスによって発症する．小学校中高学年の女児に多くみられ，受診動機は学校検診で視力低下を指摘された等の受動的なもので，自ら視力低下を訴えるものは少ない．視力低下の原因としての器質的疾患を除外しつつ，視力検査，屈折検査，視野検査，中心フリッカー値，両眼視機能検査，色覚検査等で心因性視覚障害に特徴的な所見を得ることができる．患児をとりまく環境をよく聞き取り，ストレスになっているものを見極め，それを軽減することが治療である．原因として最も多いのは家庭環境，次いで学校生活である．学習障害や虐待の存在にも注意すべきである．ほとんどが青年期には治癒する疾患であるが，良好な視力が確認できるまでは経過観察が望ましい．

はじめに

心因性視覚障害は，視力の低下を説明するに足る器質的病変を認めず，視力低下の原因として精神的心理的要因を考慮せざるを得ない症候群と定義される[1]．小児の眼科患者の約1％を占め[2]，最近では学校検診の診断書にも心因性視覚障害の項目がみられる．心因性視覚障害の特徴を知っていれば診断は容易であるが，初期には診断が困難な器質的疾患もあり注意が必要である．

疾患の特徴

心因性視覚障害は，眼心身症と眼転換型症状神経症(ヒステリー盲)に分けて考えると理解しやすい．小児の場合，そのほとんどが眼心身症である．眼転換型症状神経症は自己顕示的であり視力低下

* Sanae MURAKI，〒529-1851　甲賀市信楽町長野1363-1　むらき眼科，院長

の自覚や起点がはっきりしているのに対し，眼心身症は自己抑制的であり視力低下の自覚や起点がはっきりしないという点で異なる．しかし，その境界はあいまいで時にオーバーラップする．いずれにしろ，患者は決して嘘をついているわけではなく，詐病とは厳密に区別されなくてはならない[3][4]．

1．患者像

小学校中高学年の女児に多く，男女比はおおよそ1：3である．小学校入学時頃より増加してきて中高学年でピークを示し，高校生くらいになるとほとんどみられない．女児に多い理由としては，きちんとした女の子らしさを求められたり，兄弟姉妹の多い家庭環境では家族の面倒をみる「母親代わり」のはたらきが期待される等，男児よりストレスにさらされることが多くなるためではないか[1]，あるいは，自己抑制的であったり過剰適応を示すものが女児に多いためではないか[4]等と推

測されている．小学校入学時は，「もう小学生だから」，「もうお姉ちゃんだから」等と，年齢相応の行動，態度，能力を要求されるが，実際はまだそのレベルに成長していないケースである[5]．性格は自己抑制的，他者配慮的等いわゆる良い子に多いとされ，自分の気持ちを言葉や行動で示す代わりに視覚障害という形で表現しているとも考えられる．

2．受診動機

学校検診で視力低下を指摘された，あるいは結膜炎等の他疾患で眼科受診の際に視力が出なかったというものが多い．つまり，自分から視力低下を積極的に訴えるよりも，むしろ他者から指摘されて初めて視力低下がわかったというものである．最近任意で行われるようになった学校検診の色覚検査で異常を指摘されたなかにも心因性視覚障害が含まれるので注意が必要である．遠見視力低下以外の訴えとして，複視や近見障害等もみられる．頭痛，胸痛，難聴等，眼科以外の症状を伴う場合もあり，器質的疾患の有無には十分に注意しなければならない．

3．原　因

小児の精神的未熟性と環境ストレスとのアンバランスによって発症する．

環境ストレスを考えたときに最も多いのは家庭環境である．両親が共働き，両親の離婚，同胞との不仲，家族が病気，家族との死別等，本人が注目されていないという疎外感や寂しいという気持ちを抱いていることが多い．同胞が多く親の関心が他の同胞にばかり向いていることが原因というのはよくみられるが，一人っ子の場合でも親の与えている愛情とこどもの求めている愛情のすれ違い等が原因となりうる[6]．両親の養育態度，つまり教育方針の押し付けや過剰な期待がストレスになっているケースもある[5]．

次に多い環境ストレスは学校生活である．勉強についていけない，先生と合わない，友人関係のこじれ等が挙げられる．

その他の原因として，習い事や眼鏡願望，外傷

がある．心因性視覚障害は両眼性であるが，外傷が契機となった場合は片眼性のこともある．また，限局性学習症（学習障害）が背景にあり，成績不振等がストレスになっている場合もあるので注意が必要である[7]．時に虐待が隠れていることもある[8]．しかし，すべての例で原因が特定されるわけではない[4]．

診断のための検査と結果の読み取り方

まずは基本的な眼科検査により器質的疾患を除外することが重要である．対光反応やOCTは簡便に行うことができ，それぞれ視神経疾患や網膜疾患をある程度除外することができる．視力低下の原因としての器質的疾患を完全否定するためには，電気生理学的検査，頭蓋内精査等あらゆる検査を必要とする．しかし，自覚的眼科検査で心因性を積極的に疑う所見を得ることができればすべての検査は必要としない．ただし，経過中に一度も良好な視力が確認できない場合は電気生理学的検査や頭蓋内精査の対象となる．

1．視力検査

通常の方法で矯正しても視力が出ないが，レンズ打消し法で測定すると視力が出る．レンズ打消し法はベースの屈折値にプラスマイナス0になるレンズを重ねあわせることで良好な視力が得られるという方法である．この医学的な矛盾を導き出すことで心因性を積極的に診断することができる．また，良好な矯正視力が出たとしても，大きな屈折異常がないのに裸眼視力が悪い，つまり裸眼視力と屈折度数に整合性がない場合もある．近見視力と遠見視力の乖離がみられる場合も心因性を疑うことができる．視力検査ですべて逆さまの方向を答えることも少なくない．この場合は答えられるところまでは見えているとみなして良い．視力評価する前に，以前は視力が出ていたか，弱視がないかの確認も忘れないようにしたい．

＜11歳女児の例＞

RV＝0.15(0.9p×S＋1.25D＝C−0.50DAx10°)
LV＝0.4(1.0p×S＋0.50D＝C−0.50DAx160°)

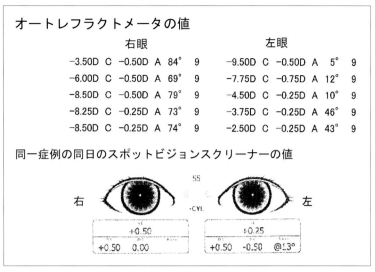

図 1. 10 歳，女児の屈折検査の例
オートレフラクトメータでは強い近視になり，値が変動しているが，
スポットビジョンスクリーナーでは本来の屈折が測定できた．測定時
に調節麻痺剤は使用していない．

$$NRV = 0.05(0.07 \times S + 1.25D = C-0.50DAx10°)$$
$$NLV = 0.06(0.06 \times S + 0.50D = C-0.50DAx160°)$$

→小さな文字が見えないとのこと．近見視力と遠見視力に乖離がみられる．遠見視力も屈折値のわりに裸眼視力が悪い．

2．屈折検査

オートレフラクトメータでの測定値が著しく変動する場合がある．検影法で瞳孔の大きさに注意しながら本来の屈折値を確認することができる．スポットビジョンスクリーナーで測定すると本来の屈折がわかるケースがあるので筆者はよく用いている（図 1）．どうしても屈折値が定まらない場合は調節麻痺剤点眼を用いて屈折値を確認すると良い．眼心身症の調節異常については，調節緊張あるいはけいれん状態と調節衰弱型の 2 通りがあると報告されており[9]，不安定な調節状態が屈折検査での変動に何らかの影響を与えている可能性がある．

3．視野検査（図 2）

動的視野でのらせん状視野，静的視野のグレースケールでの花環状視野[10]，スクリーニング検査での暗点散在型（水玉状視野）[11]等，器質的疾患では矛盾する結果を示す．なかには求心性視野狭窄を呈することがあり，器質的疾患との鑑別が必要

になる．ただし，求心性視野狭窄のわりには日常生活で全く困っていない等の矛盾がみられることが多い．静的視野の応答信頼度の指標である偽陽性反応と偽陰性反応をみると，偽陰性反応が多いことも特徴である[10]．心因性視覚障害における視野検査は，どれだけ患児が検査員に心を開いているか，あるいは心理的ストレスを感じ心の窓を閉じていくかを表出していると考えられる[1]．自験例ではあるが，心因性視覚障害に視野検査を行うと約 80% に異常がみられた．

4．中心フリッカー値

フリッカー融合頻度（CFF）を測定するとさまざまな結果が得られる．視力が悪いにもかかわらず，中心フリッカー値が左右差なく正常値であった場合は視神経疾患を除外することができる．また，値に大きなばらつきがみられる場合は器質的疾患としては矛盾するため心因性を疑うことができる．視力が出ているにもかかわらず光も見えない等，全く検査できない場合や，逆に 60 Hz でも返答する場合も心因性を疑う．

＜8 歳女児の例＞

中心フリッカー値

右）42 Hz↑　45 Hz↑　58 Hz↑　48 Hz↑
　　30 Hz↓　26 Hz↓　18 Hz↓　25 Hz↓

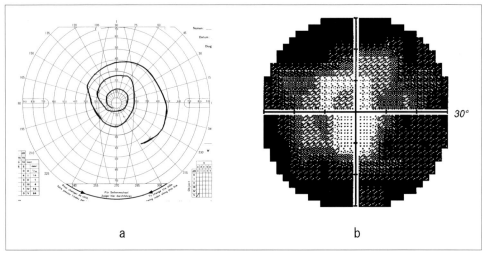

図 2. 心因性視覚障害の視野結果
a：らせん状視野. 次第に応答が狭くなっていくイソプターがみられる.
b：花環状視野. 静的視野測定の感度分布をグレースケールで濃淡表示すると
視野周辺部境界が凹凸に切れ込み, 視野内部には感度低下が散在している.

左)43 Hz↑ 52 Hz↑ 54 Hz↑ 50 Hz↑
　　22 Hz↓ 10 Hz↓ 5 Hz↓ 12 Hz↓
→異常な高値から低値までばらつきがあり整合性
がない.

5．両眼視機能検査

チトマスステレオテスト等の両眼視機能検査も
心因性視覚障害を看破するのに役に立つ[12)13)]. 両
眼の視力低下が重度の場合や, 片眼の視力低下で
は特に有用な手段である. 視力と立体視の研究に
おいて, 近見視力が片眼 1.0 以上でもう片眼の視
力 0.25 以下では立体視を認めず, また, 両眼視力
に差がなく 0.1 以上あれば立体視を認めたと報告
されている[14)].

6．色覚検査

心因性視覚障害に色覚検査を行うとその約半数
に異常を認めるとされる[15)]. 仮性同色表では, 先
天色覚異常に特有の誤読ではなく正常でも異常で
もない読みが多く, デモンストレーション表も読
めないことがある. 石原色覚検査表のデモンスト
レーション表は視力が 0.1 以上であれば色覚正常
者でも色覚異常者でも読めるようになっているの
で, 視力との整合性を考え矛盾を見出すことがで
きる. パネル D-15 テストではでたらめな方向の
横断線が出て型分類不能となる(図3). 時に先天
色覚異常の児に心因性が合併することもあり診断

が難しくなる. 最終的には色覚以外の検査所見も
参考にしながら判断する必要がある.

鑑　別

どのような器質的疾患も初期には異常所見を検
出できない場合があり, 心因性視覚障害と診断し
た後でも常に注意してルーチンの眼科基本診察を
怠ってはならない. 心因性視覚障害と診断されて
いた器質的疾患は, 外傷性視神経症, 視神経炎,
レーベル遺伝性視神経症等の視神経疾患, 錐体ジ
ストロフィー, AZOOR, 先天停在性夜盲等の網
膜疾患, 頭蓋咽頭腫, 良性頭蓋内圧亢進症, モヤ
モヤ病等の頭蓋内疾患, ミトコンドリア病等, 報
告は多岐にわたる. また, 視神経炎や弱視の治療
中に心因性視覚障害が合併することがあり[12)13)],
この場合は原疾患の悪化と心因性視覚障害の鑑別
がさらに困難になり治療に難渋する.

心因性視覚障害に関する研究

心因性視覚障害は除外診断であるが, 陽性所見
を示したいくつかの報告がある. 電気生理学的検
査のうちパターン視覚誘発電位を用いた研究で
は, 心因性視覚障害では通常反応と比較して高振
幅であることが報告されている[16)]. また, 事象関
連電位という脳内での情報処理過程に関連して惹

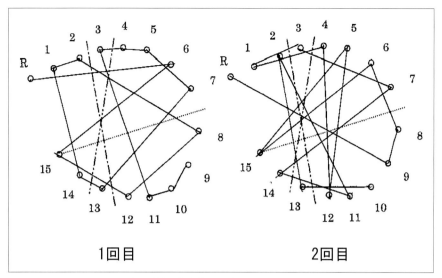

図 3. 心因性視覚障害のパネル D-15 テストの結果
2回の施行ともにいずれの型の軸方向にも沿わない不規則な横断線が多数出現する.

起される電気活動のうち，特に認知機能の客観的指標となる成分の頭皮上分布が健常児と心因性視覚障害児では異なっていたと報告されている[17]．ポジトロン断層法（positron emission tomography：PET）を用いた局所脳血流測定では，一次視覚野の血流反応は正常人と同じだが，視覚連合野のそれは正常人より有意に低下している，つまり，一次視覚野から視覚連合野への視覚情報の伝達障害がある可能性が示された[18]．これらの結果から，心因性視覚障害は，高次脳機能における情報処理過程の異常が関与している可能性が否定できない．

対応・治療について

心因となっているものは何かを可能な限り見極め，家人に助言する．そのために，まず十分な問診を行う．家族構成，学校での様子，習い事，最近周囲で何か変化はなかったか等，患児をとりまく環境を聞き出し，そのなかでストレスの原因となっているものはないかを考える．原因がある程度特定できた場合には，それを改善してもらうように保護者に伝える．寂しいという気持ちや何らかのストレスの現れだと説明すると，保護者に思い当たることがあるというのも少なくない．

患児が寂しさや疎外感を持っている場合は，保護者に今まで以上に声掛けしてかまってもらうようにすると案外早く視力は改善し，表情も明るくなることが多い．器質的疾患の見落としがないかの確認も兼ねて，良好な視力が確認できるまでは通院してもらうと良い．通院の際にたくさんの同胞と連れ立ってという場合，可能な限り次回からは患児と保護者だけで通院してもらうとみるみる視力が改善することもある．通院自体が保護者とのコミュニケーションの場になっていると考えられる．なかなか視力が改善しない例に，保護者が患児に点眼する「だっこ点眼」[19]を活用すると視力が改善することがある．保護者が患児を抱きしめるようにスキンシップしながら点眼するということがコミュニケーション不足を補うと考えられる．眼鏡願望の児に眼鏡処方をすることもあるが，眼鏡を手に入れたとたん満足するのか，以後は眼鏡が不要になることが多い．

心因性視覚障害は精神に問題があることはほとんどなく，成長とともに治ることも説明し，保護者を過剰に心配させないことが大切である[6]．また，保護者の接し方が原因等と決して責めることのないようにしたい．ただし，診察室で保護者が患児についてまったく心配しているようなそぶりがない，あるいは親子がよそよそしく感じられる場合はなかなか改善しないことも確かである．

一方で，通院によって心因性視覚障害が悪化する場合があり，器質的疾患の有無を念頭に置きつつ，いったん通院を延ばしてみることも時に必要である．稀に患児に精神疾患が隠れている場合があり，治療が難航した場合は精神科に紹介することもある．

さいごに

小児の心因性視覚障害の予後は良好であるが，経過観察中に悪化したり，いったん改善した後で再発することもある．心因性視覚障害の診療は，眼科診察を通して患児の心を診ているのである．また，必ずしも原因が特定されるわけではないので，性急な原因探しによる治療を求めず気長に診ていくことも大切である．

文 献

1) 鈴木高遠：心因性視力低下―発症の傾向，背景と教訓―．日本の眼科，**61**(9)：925-935，1990.
2) 佐賀歌子，小口芳久：小児眼心身症の統計的観察．眼科，**20**(5)：455-462，1978.
3) 大出尚郎：心因性視覚障害―こどもと大人の違いは？―．神経眼科，**26**(3)：261-275，2009.
   Summary こどもと大人の心因性視覚障害の特徴とその違いについて，実際の症例をもとに非常にわかりやすく解説している論文である．
4) 横山尚洋：心因性視覚障害について．日本の眼科，**70**(10)：1226-1231，1999.
   Summary 精神科医の立場から心因性視覚障害につき分析しており，病態を理解するのに役立つ論文である．
5) 山出新一：心因性視覚障害の病態と治療方針―子供をとりまく環境から―．眼臨，**92**(5)：665-668，1998.
6) 大辻順子，内海　隆：心因性視覚障害の病態と治療方針―母子関係に注目して―．眼臨，**92**(5)：658-664，1998.
   Summary 心因性視覚障害の根底にある母子関係に注目し，対応の基本がよくわかる論文である．
7) 松久充子：発達障害児の支援(眼科からのアプローチ)．日本の眼科，**89**(2)：160-165，2018.
8) Robert AC, John WS, Gregory BK, et al：Functional visual loss in children. Ophthalmology, **93**(3)：385-390, 1986.
9) 鈴村昭弘：調節衰弱．眼科，**22**(9)：961-967，1980.
10) 黒岩眞由美：心因性視野障害における応答特性．日眼会誌，**90**(12)：1490-1498，1986.
11) 山出新一，黄野桃世：心因性視覚障害の静的視野について．眼臨，**85**(4)：1245-1251，1991.
12) 後藤克聡，水川憲一，三木淳司ほか：視神経炎の経過中に心因性視覚障害を合併し，その鑑別に立体視検査が有用であった1例．神経眼科，**34**(2)：183-189，2017.
13) 中川喜博，福田　望，河合憲司：不同視弱視治療中に心因性視覚障害を認めた1例．眼臨紀，**7**(4)：279-282，2014.
14) 平井陽子，粟屋　忍：視力と立体視の研究．眼紀，**36**(8)：1524-1531，1985.
15) 山出新一，黄野桃世：心因性視覚障害と色覚．眼紀，**40**(7)：1674-1680，1989.
16) 黒田紀子：心因性視覚障害の病態と治療方針―電気生理学的所見から―．眼臨，**92**(5)：654-657，1998.
17) 野田航介，前田多章，大出尚郎ほか：心因性視力障害における P300 の頭皮上分布についての検討．眼紀，**49**(7)：577-581，1998.
18) 溝口正一，清澤源弘，石井賢二：心因性視覚障害者における脳循環代謝測定の意義．神経眼科，**21**(4)：412-416，2004.
19) 早川真人：心因性視覚障害に対する治療法 5. だっこ点眼．心因性視覚障害(八子恵子，山出新一，横山尚洋 編)，中山書店，東京，pp. 146-150，1998.

ここからスタート！
眼形成手術の基本手技

編集　鹿嶋友敬
　　　今川幸宏
　　　田邉美香

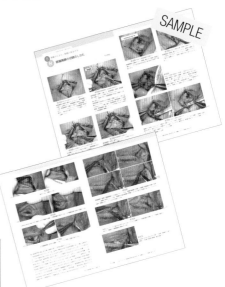

眼形成手術に必要な器具の使い方、症例に応じた手術デザインをはじめ、麻酔、消毒、ドレーピングを含めた術中手技の実際を、多数の写真やシェーマを用いて気鋭のエキスパートが解説！これから眼形成手術を学んでいきたい眼科、形成外科、美容外科の先生方にぜひ手に取っていただきたい1冊です。

CONTENTS

B5判　オールカラー　184頁
定価8,250円（本体7,500円＋税）
2018年1月発行

◀更に詳しい内容は
弊社HPをCheck!

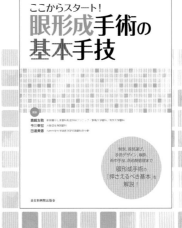

全日本病院出版会　〒113-0033　東京都文京区本郷3-16-4　Tel：03-5689-5989
www.zenniti.com　　　　　　　　　　　　　　　　　　　Fax：03-5689-8030

MB OCULI. No. 98：66−74, 2021

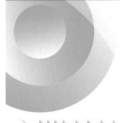

特集／こども眼科外来 はじめの一歩─乳幼児から小児まで─

こどもの神経眼科 はじめの一歩

木村亜紀子*

Key Words： 小児の神経眼科（pediatric neuro-ophthalmology），視神経炎（optic neuritis），重症筋無力症（myasthenia gravis），抗アクアポリン4抗体（anti-aquaporin 4 antibody），眼筋型筋無力症（ocular myasthenia gravis）

Abstract： 小児の視力低下，眼球運動障害について述べた．神経眼科疾患として，視力低下をきたす視神経炎，眼球運動障害として外転神経麻痺，重症筋無力症を中心に解説する．神経眼科疾患では，MRI 等の画像検査が欠かせないが，成人と異なりセデーションが必要なケースも多く，必要最小限の検査で診断に至るよう心がける．そのためには，自覚的検査よりも対光反射等の他覚的所見が大切である．視神経炎は，重篤な視力障害で受診するも治療には良好な反応を示すケースが多い．しかし，成人同様アクアポリン4抗体陽性視神経炎も存在し，長期にわたる治療を要するケースもある．重症筋無力症は眼筋型無力症が多く寛解するケースが多い一方，成長期に用いるステロイドの副作用に悩まされることも多い．小児の神経眼科疾患について，自験例を呈示して解説する．

はじめに

　小児では，片眼の視力低下を訴えるのは就学児以降で，幼少児では両眼の重篤な視力低下となってから保護者が気付き病院を受診することが多い．両眼性が多いわけではなく，片眼で発症し両眼性へ移行してから発見されると考えられる．複視の訴えができない幼少児では顔回し等の頭位異常，併発する眼瞼下垂等を契機に保護者が気付き眼科を受診する．小児の視力低下として視神経炎について，麻痺性斜視として外転神経麻痺と重症筋無力症について述べる．

1．視力低下

　小児の比較的急劇な視力低下をみたら視神経炎が念頭に浮かぶであろう．それは成人でも同様だが，成人では診断に重要な問診も小児では聞き出

せることはほとんどない．Uhthoff 現象（体温上昇で視機能悪化）や眼球運動時痛，色覚異常の有無である．限界フリッカ値や視野検査は自覚的検査であり信頼性は低い．また，光干渉断層計（optical coherence tomography：OCT）等の検査も中心が見えにくい視神経炎の小児ではきれいな検査結果は得られないことが多い．小児では視神経乳頭腫脹を伴うケースが多いことから，すぐに散瞳して眼底検査を施行してしまいがちだが，重要な他覚的所見として散瞳前に対光反射を確認することが最も重要である．診断・治療の手順を図1に示した．

1）診断に必要な検査
a）対光反射

　対光反射は最も簡便な他覚的検査である．対光反射の経路を図2に示した．対光反射に関わる神経線維は，視神経から交叉線維と非交叉線維に分かれ，外側膝状体に入らずに中脳に至る．中脳か

* Akiko KIMURA，〒663-8501　西宮市武庫川町1-1 兵庫医科大学眼科学教室，准教授

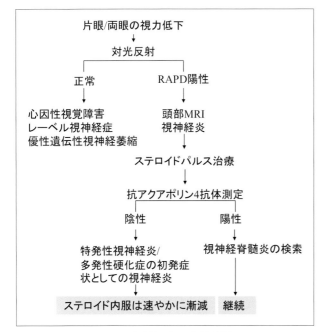

図 1. 視神経炎の診断手順
対光反射が良好な視神経疾患は，心因性視覚障害，レーベル視神経症，優性遺伝性視神経萎縮が考えられる．頭部 MRI で視神経炎と診断がつけば，抗アクアポリン 4 抗体測定を行うと同時にステロイドパルス治療前の全身検査を行う．抗 AQP4 抗体が陽性か陰性かにより治療方針が異なる．

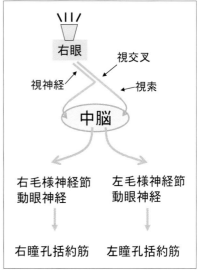

図 2. 対光反射の経路
片眼の視神経に入った光刺激は，交叉線維と非交叉線維に分かれ，外側膝状体に入らずに視索から中脳の Edinger-Westphal 核に入る．中脳に入ってからの刺激は両側性となり，毛様神経節から動眼神経，瞳孔括約筋に至る．片眼の刺激は中脳で両側性となるため，最終的に両眼が縮瞳する．

らの刺激は両側性となるため片眼の視神経炎では瞳孔不同はみられない．そのため，瞳孔所見をみる際には，相対的瞳孔求心路障害（relative afferent pupillary defect：RAPD）を意識してみることが大切である．視神経障害があれば，光を当てると瞳孔は散大する．これが Marcus Gunn 瞳孔である．さらに左右交互に光を当てる（swinging flash light test）と，視神経炎の瞳孔は，直接対光反射で散大し，間接対光反射で縮瞳する．この反応が RAPD 陽性である（図 3）．RAPD は両眼性の視神経炎のときは重症眼で陽性となる．RAPD は視神経障害の重要なサインである．

b）頭部 MRI

頭部 MRI は確定診断のためには必須の検査ともいえる．約 30〜40 分の時間を要するため，幼少児ではセデーションが必要である．撮影条件は，視神経炎の既往がなければ，炎症の有無は STIR（short TI inversion recovery）法で判定する（図 4-a）．多発性硬化症の初発症状の可能性があるた

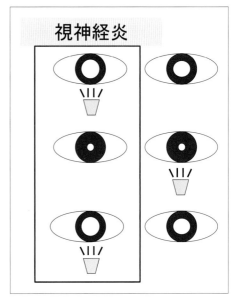

図 3. RAPD 陽性
光刺激は 2 秒ほどしっかり片眼に当て，素早く反対眼に移し 2 秒ほど当てる．これを繰り返す（swinging flash light test）．視神経炎の眼は反対眼に光を当てている間（間接対光反射）は縮瞳し，直接光を当てると散大する．この反応が RAPD 陽性である．

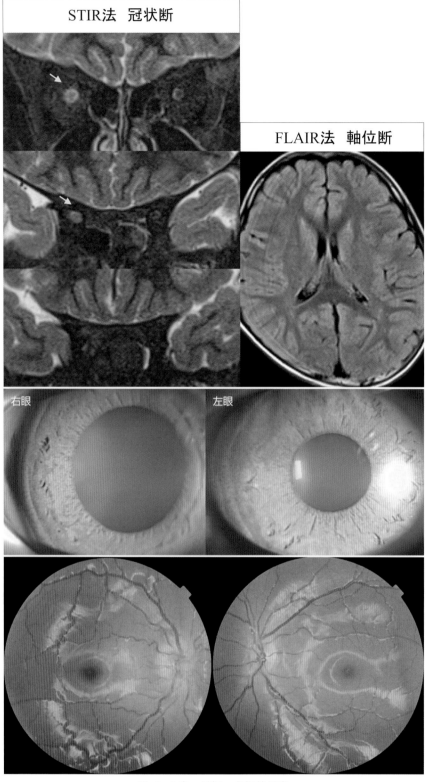

図 4. 8歳, 男児. 右視神経炎

a：頭部 MRI. STIR 法では，右視神経は視神経実質が高信号に描出されている（黄色矢印）. 視神経を診るときには左右差を比較して評価すると良い. FLAIR 法で脱髄巣を認めなかった.

b：対光反射. 右眼の RAPD は陽性で，直接対光反射で瞳孔は散大する.

c：眼底写真. 右眼の視神経乳頭は発赤・腫脹を認める（乳頭炎型）. 乳頭周囲の血管はわずかに怒張し蛇行している.

a
b
c

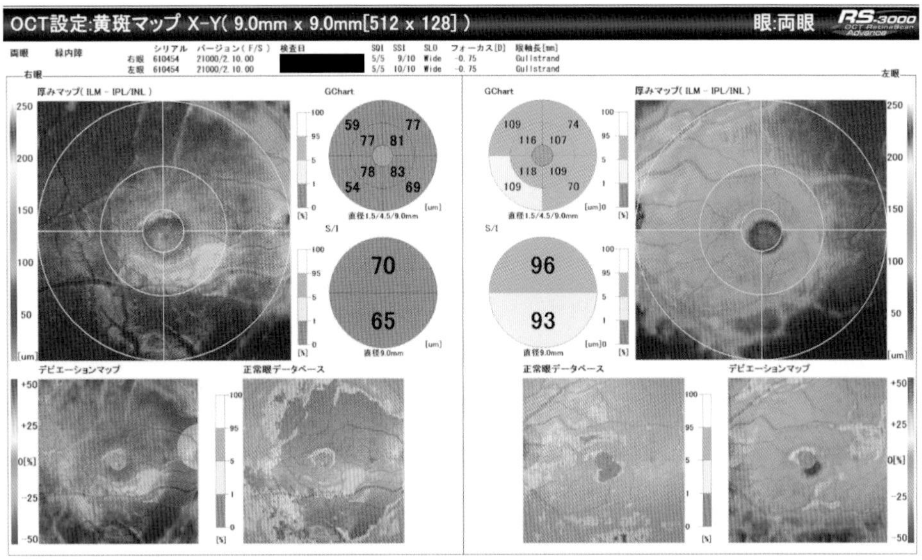

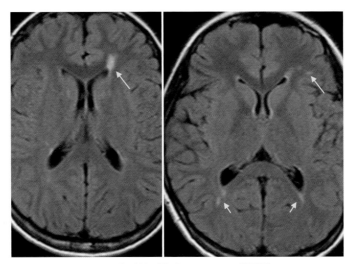

d

図 4. つづき
d：治療後1年の OCT. 網膜内層厚の非薄化を認めた.

図 5. 多発性硬化症にみられる脱髄巣
13歳, 女児. 右視神経炎発症時に頭部 MRI 軸位断 FLAIR 法にて脳室周囲に高信号領域を多発性に認め, 後に多発性硬化症と診断に至った. このように初回時に MRI で脱髄巣が認められた場合, 多発性硬化症へ移行する割合が高い.

め, 脳室周囲の脱髄巣の有無をみるため FLAIR (fliud attenuated inversion recovery)法もオーダーする(図5). 視神経炎の再発の場合には, 現在の炎症の有無を知るために造影検査が必要である.

2）視神経炎の治療

①視神経炎と診断がついたら, 抗アクアポリン (aquaporin：AQP)4抗体測定に進む. 同時に感染症を含めたステロイドパルス前の全身検査を行う

が, この時点で小児科と共観とする.

②抗 AQP4 抗体が陰性の場合は, 特発性視神経炎, あるいは多発性硬化症の初発症状としての視神経炎と考える. 一般にステロイドパルス療法に良好な反応を示し, 速やかにステロイド内服は漸減, 終了とする.

③抗 AQP4 抗体が陽性の場合は, 視神経脊髄炎 (neuromyelitis optica：NMO)の検索に進むため (表1), 今後の治療, 経過は小児科と協力して進

表 1. NMO 診断基準

1．視神経炎
2．急性脊髄炎
以下の 3 つの指示基準のうち少なくとも 2 つ
1．脊髄 MRI で 3 椎体以上にわたる病変を認める
2．脳 MRI は MS（multiple sclerosis）の MRI 診断基準を満たさない
3．血清抗 AQP4 抗体陽性

表 2. NMO SD 診断基準

1．血清抗 AQP4 抗体陽性
2．他疾患による症状を除外できる
少なくとも 1 つ以上
1．視神経炎
2．急性脊髄炎
3．最後野症状
4．急性脳幹症状
5．MRI 病変を伴う症候性ナルコレプシーあるいは間脳症状
6．MRI 病変を伴う症候性脳病変

表 3. NMO SD 診断基準（抗 AQP4 抗体が陰性の場合）

1．視神経炎，脊髄炎，あるいは最後野症状がある
2．空間的多発性がある
3．MRI 所見がある．
視神経炎：脳病変なし or 長い視神経病変 or 視交叉病変
脊髄病変：3 椎体以上の病変 or 脊髄萎縮
最後野病変・脳幹病変：症状を説明できる病変
4．他疾患による症状を除外できる
少なくとも 2 つ以上
1．視神経炎
2．急性脊髄炎
3．最後野症状
4．急性脳幹症状
5．MRI 病変を伴う症候性ナルコレプシーあるいは間脳症状
6．MRI 病変を伴う症候性脳病変

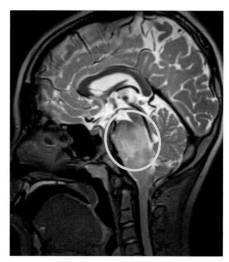

図 6. 右外転神経麻痺
10 歳，男児．主訴は複視．眼位は内斜視．右の外転制限を認めた．頭部 MRI で脳幹部に glioma が認められた．

める．抗 AQP4 抗体が陽性の視神経炎はこの時点で NMO spectrum disorder（SD）と診断できる（表 2）．将来的に，ステロイド単独での経過観察は難しいため小児科と連携し，免疫抑制薬の導入等を検討していくことになる．

　④再発を繰り返す視神経炎は，保険適用ではないが，抗 myelin oligodendrocyte glycoprotein（MOG）抗体測定を行う．抗 MOG 抗体陽性視神経炎は，抗 AQP4 抗体陰性の NMO SD の可能性があるため（表 3），全身検索を進める必要がある．この場合も，治療はステロイド内服単独では困難な場合が多く，免疫抑制薬の使用が必要となることが多い．

　3）症例呈示

　8 歳，男児．抗 AQP4 抗体陰性の特発性視神経炎の症例を呈示する．右視力低下で発症し，視力は右（0.05），左は裸眼で 1.0 であった．右 RAPD 陽性で（図 4-b），視神経は発赤・腫脹し乳頭炎型を呈してた（図 4-c）．頭部 MRI では STIR 法で右視神経に高信号領域を認め，FLIR 法で脱髄巣を認めず（図 4-a），特発性視神経炎と診断した．ス

テロイドパルス治療に反応し，2 クール終了後には右視力（0.8），2 か月後には裸眼で 1.5 に回復した．しかし，治療後 1 年での OCT では網膜内層厚の非薄化を認め（図 4-d），一般に小児の視神経炎は視力予後良好といわれているが，全く後遺症なしで治癒しているわけではないと考えられる．

　2．眼球運動障害

　1）外転神経麻痺

　小児の外転神経麻痺は脳幹部 glioma（神経膠腫）の可能性が高く（図 6），顔回しの頭位異常で発見されることが多い（図 7-a）．外転神経麻痺は決して放置して良い疾患ではない．そこで，鑑別疾患として重要になるのが Duane 症候群である．Duane 症候群は中枢からの刺激が末梢に届かないために生じる外眼筋の異常，congenital cranial dysinnervation disorders（CCDDs）の代表疾患で，

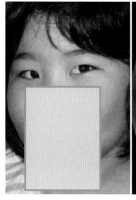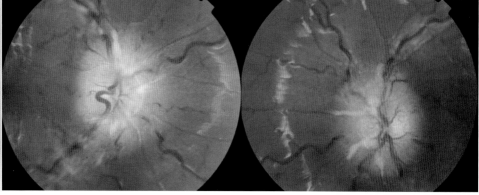

a | b

図 7. 右外転神経麻痺
a：右への顔回しに両親が気付いて眼科受診となった.
b：両眼にうっ血乳頭を認めた.

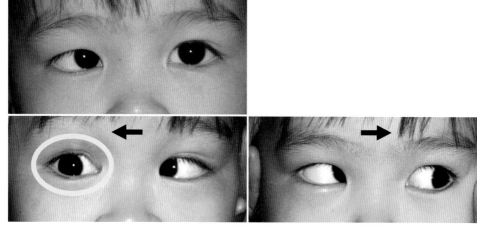

図 8. Duane 症候群 I 型
2歳2か月，女児．正面視で内斜視を認め，右眼の外転制限と内転時の
眼球後退と瞼裂狭小を認める.

全身精査は必要ない．小児に不必要な検査がなされないように，まずは Duane 症候群の特徴を押さえておく必要がある.

a）Duane 症候群

Duane 症候群は I〜III 型に分類されるが，共通する特徴は，患眼の内転時の眼球後退と瞼裂狭小である．これは，内直筋への動眼神経内直筋枝の一部が外直筋に迷入しているためで，内直筋が収縮すると同時に外直筋も収縮するために生じる症状と考えられている．この特徴を有していれば Duane 症候群と診断できるため，見逃さないことが重要である．I 型は外転神経核の低形成または欠損により外直筋に拘縮をきたし，外転制限を認める（図8）．外直筋の眼球牽引試験は陽性である.

しかし，小児では眼球牽引試験を外来で行うことは極めて困難なため，臨床上の特徴で診断する.

b）外転神経麻痺

共同性の内斜視と異なり，複視を自覚しているか，幼少児では顔回しの頭位異常で発見される．就学児以降では顔を正面に固定し，視標を追従させることで眼球運動を確かめることができるが，幼少児では，人形の目現象を利用して，検者が外転方向に回り込み，視標を呈示して外転制限の有無を確認すると良い（図9）．脳腫瘍が原因の外転神経麻痺では，うっ血乳頭をきたしていることも多いことから小児でも必ず眼底検査を行う（図7-b）．頭蓋内疾患の他にも，原因として外傷，ウイルス感染，炎症，特発性等がある．小児の外転神

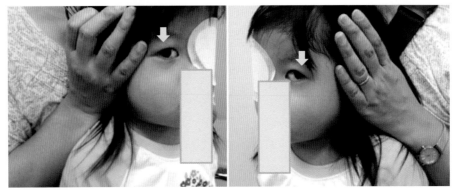

図 9. 外転制限の有無の診かた

正常では，頭部を他動的に動かした方向と反対方向に眼球が動く人形の目現象が認められる．小児ではこの人形の目現象を利用して眼球運動制限の有無をみると良い．他動的に頭部を左に回したときは，右眼の外転が確認でき，顔を他動的に右に回したときは左眼の外転が確認できる．

経麻痺は重篤な疾患が潜んでいることを念頭に，セデーションが必要と判断した場合は小児科にコンサルトを出すと良い．

2）重症筋無力症(myasthenia graves：MG)

病原性自己抗体(抗アセチルコリン受容体(AChR)抗体，または抗筋特異的チロシンキナーゼ(MuSK)抗体)が陽性の場合は，眼瞼下垂あるいは眼球運動障害があれば筋無力症と診断できる．一方，病原性自己抗体が陰性の場合は，眼瞼下垂あるいは眼球運動障害があり，神経筋接合部障害が証明でき，他の疾患が鑑別できれば筋無力症と診断できる．眼筋型 MG では約半数で抗AChR 抗体が陰性のため，慎重に診断に至る必要がある．抗 AChR 抗体が陰性の場合は抗 MuSK 抗体を測定する．同時算定は保険上認められていない．

a）病原性抗体陽性例

11 か月，女児．急に外斜視となり近医を受診し，3 日後，当科紹介受診となった．受診日当日，左に著明な両眼の眼瞼下垂を認め(図10-a)，MGが強く疑われ，小児科にコンサルトしたところテンシロン(アンチレクス)試験陽性であった．抗AChR 抗体は 2.0(正常 0.2 以下)と陽性でメスチノン®(コリンエステラーゼ阻害薬)内服が開始された．しかし，効果が乏しく，風邪を契機にハイハイができなくなり全身型 MG と診断された．免疫グロブリン療法(intravenous immunoglobu-lin：IVIg)が施行されたが，1 か月後の抗 AChR 抗体価は 6.5 で，治療効果に乏しく，眼科的には眼瞼下垂は改善されるも外斜視が顕著で(図10-b)，治療ガイドラインに沿ってステロイドパルス療法へ移行した．治療後半年で抗 AChR 抗体価は 1.5となり，ほぼ眼科的症状は改善した(図 10-c)．現在もプレドニゾロン内服は続いている．

b）病原性自己抗体陰性例

2 歳 3 か月，女児．2 週間前から左眼瞼腫脹．近医で抗アレルギー点眼処方されるも改善せず，他院を受診し抗菌薬点眼するも改善しないため当科を初診した(図11-a)．日内変動があり，夕方になると左眼瞼下垂が顕著となり，顎上げの頭位異常を呈するとのことであった．眼球運動は左内転制限を認め(偽 MLF 症候群)，眼位は内斜視から外斜視と変動し安定しなかった．小児科にテンシロンテストを依頼，入院でテンシロンテストが施行され陽性であった．抗 AChR 抗体価は陰性でメスチノン®内服が開始された(図 11-b)．その後の抗MuSK 抗体も陰性の結果であり眼筋型筋無力症と診断した．メスチノン®の効果が弱いため，再度入院のうえステロイドパルス療法を 2 クール施行され，眼症状はほぼ寛解した(図 11-c)．現在もプレドニゾロン内服を続けている．

検査や治療において，小児科との協力が欠かせないが，眼科として，ステロイドの副作用チェックに加え，調節麻痺薬を用いた屈折検査，斜視検

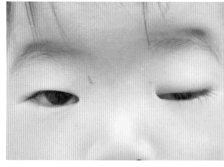
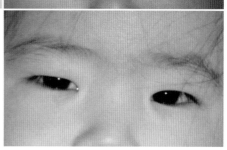

図 10.
11 か月，女児．全身型筋無力症
　a：初診時，左眼の眼瞼下垂と外斜視を
　　認める．
　b：IVIg 治療後，左眼眼瞼下垂は改善し
　　ているが，外斜視は残存している．
　c：ステロイドパルス治療後，ほぼ寛解
　　状態となった．

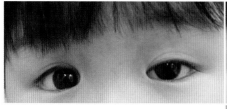
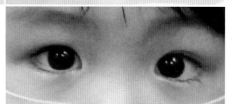

図 11.
2 歳 3 か月，女児．眼筋型筋無力症
　a：初診時，左眼の眼瞼下垂を認めた．
　b：メスチノン® 内服後も左眼瞼下垂が
　　明らかに残存している．
　c：ステロイドパルス治療後，左眼の開
　　瞼が良好となった．

査を行う．屈折矯正が必要な場合は眼鏡装用をする，瞳孔領を覆う眼瞼下垂に対しては毎日 1 時間のテーピングをする等，弱視の合併に注意を払い，同様に斜位に持ち込めない斜視は放置せず，フレネル膜プリズムを用いて斜位を保ち，立体視が獲得できるように斜視にも注意を払う．通常の小児の斜視弱視診療と同様の検査は，当然 MG の小児にも必要である．

最後に

こどもの神経眼科として，視力低下と眼球運動障害を取り上げた．小児の診療には他覚的所見を見逃さないことが重要であり，セデーションを要すると判断した場合には，適切な施設に早期に受診させ，無駄な経過観察がないような配慮も必要である．視覚の発達段階にある小児の治療は，今後の長い人生を見据えて行われなければならない．重篤な疾患が潜んでいる危険性があることを忘れず，手間を惜しまず診療にあたることが大切である．

文　献

1）Borchert M, Liu GT, Pineles S, et al：Pediatric

Optic Neuritis：What Is New. J Neuroophthalmol, **37**：14-22, 2017.

Summary 小児視神経炎について，網羅的にレビューされており，全体像がつかめる．小児視神経炎をみたら考える疾患として，特発性，再発視神経炎，CIS（clinically isolated syndrome），MS（multiple sclerosis），NMOSD（neuromyelitis optica spectrum disorder），ADEM（acute disseminated encephalomyelitis），CRION（chronic relapsing inflammatory optic neuropathy）について述べられている．

2）Gise RA, Heidary G：Update on Pediatric Optic Neuritis. Curr Neurol Neurosci Rep, **20**：4, 2020. doi：10.1007/s11910-020-1024-x

Summary 小児視神経炎は，髄液のオリゴクローナルバンド陽性と頭部 MRI での脱髄巣があるものは有意に MS に移行しやすい．MOG 抗体陽性視神経炎では，高率に患眼にも OCT で網膜厚の非薄化を認める．視神経炎を抗 AQP4 抗体陽性，抗 MOG 抗体陽性，どちらも陰性に分けレビューされている．

3）Park KA, Oh SY, Min JH, et al：Acquired onset of third, fourth, and sixth cranial nerve palsies in children and adolescents. Eye, **33**：965-973, 2019.

Summary 小児の眼運動神経麻痺 66 例の原因疾患について分析されている．特に，外転神経麻痺は脳腫瘍，脳圧亢進等，頭蓋内病変が原因となることが多い．

MB OCULI. No. 98：75〜84, 2021

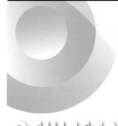

こどもの眼科検査 はじめの一歩

保沢こずえ*

Key Words : こどもの眼科検査(ophthalmic examination for children)，視力検査(visual acuity test)，屈折検査(refraction test)，眼位検査(ocular alignment test)

Abstract : 成人であれば，年齢に応じて検査方法を変える必要はないが，こどもはそれぞれの年齢に応じた方法で検査しなくてはならない．生体が未発達ということに加え，認知能力も発達途中，さらに表現能力も未成熟で，成長につれ発達するものの，この速度には個人差があるために「何歳だからこの検査」と線引きをすることはできない．初めての来院で緊張や恐怖を覚え，泣いて検査できないことや上手く応答できなくなることもある．初めのうちは検査に乗り気でも，途中で飽きたり，周りが気になり集中できないこともある．保護者も緊張してしまう可能性もある．視機能を評価するために，それぞれのこどもに応じた検査を選択し，受診後早期に治療開始のための一助となるような結果を得るべく，基本的な視力検査，屈折検査，眼位検査について方法とコツを述べたい．

各時期の特徴

1．乳児期

　乳児期の検査の特徴は，すべて他覚的検査となることである．対光反射，固視，生後2か月で追従，4か月で輻湊等，目安となる視反応や視行動で判定することもある(図1)．特定のキャラクターよりも，光や人の顔，単純な縞模様等に興味を示す．新生児で0.02程度，1歳で0.1〜0.2程度の視力があるといわれている[1]．あやすと笑うが，人見知りで何もしなくても泣くこともあり，難渋することも多いが，疾患の早期発見のためには些細なことでも情報を見逃さず，次に繋げる検査をすることが大切である．

2．幼児〜小児期

　3〜6歳くらいまでに視力は1.2に到達する[1]．乳児期より盛んに調節が働き，調節を原因とする

疾患も起こる．視力の臨界期にも達する年代である．発達は著しいスピードで成長するが個人差が大きい．興味のあるものには積極的だが，集中力が短くすぐに飽きることもある．年長になれば，理解できるように説明すると検査に対応できるようになる．1回で完璧にできなくても，再診時にくりかえすことで慣れて検査可能になる．検査室の入室から声かけに対する反応，前医での検査の経験等から判断して，どの検査を選択し，どのような順序で行うかを，短時間で見極め，可能かどうか確認したうえで行うようにする．

視力検査

1．乳児期の視力検査

　視運動性眼振，preferential looking 法，grating acuity cards(Teller Acuity Cards™：TAC，Lea gratings™：Lea)等，縞模様を好んで固視するという特性を利用した選好注視法がある．TAC，Lea 等は泣かずに固視してくれれば日常に近い検

---

* Kozue HOZAWA，〒329-0498　下野市薬師寺3311-1　自治医科大学眼科学講座，主任視能訓練士

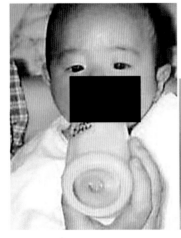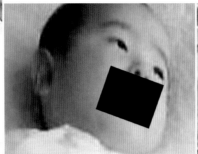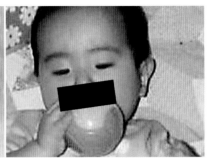

図 1. 乳児にみられる視行動　　　　　　　　　　　a｜b｜c
　　a：0か月〜．人の顔をぼんやりみる
　　b：2か月〜．興味のあるものを追いかける
　　c：6か月〜．おもちゃ等を見つめる

査室でリラックスした状態で行える．発達途中で
あり，大人の視力検査と一概に比較はできない
が，見えているか左右差はないかの評価になる．
当院では，TAC を主に用いているため，ここでは
TAC について述べる．

1）TAC

a）特　徴

　定量性もあり，距離や視標を持つ方向を変えて
行うことが可能である．

b）方　法

　明室で，ベビーカー上に臥位になっていても，
抱っこされたままでも行えるので，機嫌良くいら
れる体勢で行う．保護者に，「縞の書いてある板を
呈示して，お子さんが見てくれた縞の太さで視力
を判断する検査である」，「見てくれた方向を穴か
ら覗いて確認する」と説明する．視標を呈示し，穴
から観察した眼の動きで見えているかどうか判断
する．

　（A）**検査距離**：当院では原則として1歳未満は
38 cm で，それ以降は 55 cm で行っているが，
TAC Ⅱによると，6か月までは 38 cm，3歳まで
は 55 cm，3歳以上は 84 cm，極端に視力が悪けれ
ば 19 cm を推奨している．距離によって視力値が
変わる．

　（B）**手　順**：

　①呈示する視標を準備する．当院では月齢平均

から呈示し，再診時には前回の値からはじめる．
TAC Ⅱでは，正常視力で認識できる値からとし，
6か月未満や機能障害のあるこどもは 0.64 cycle/
cm，1歳6か月までは 1.3 cycle/cm，1歳6か月
以上は 2.4 cycle/cm の視標からを推奨している．

　②可能なら片眼を遮閉する．

　③通常は視標の長辺を横にして持ち，声をかけ
ながらこどもの前に呈示する．

　④こどもがどの方向を見ているか，眼の動きを
穴から覗いて観察する．

　⑤左右を逆に持ちかえ，再度呈示して眼の動き
を観察する．

　⑥その後，視標面を確認して，見ていたのが縞
のあるほうであれば見えていると判断する．

　⑦見えた場合はそれより細かい縞を呈示し，ど
の視標まで見えるかを続けて行う．見えなかった
場合はそれより粗い縞を呈示する．

　⑧年長になっても行う場合は縞のほうを指で指
させても良い．

　（C）**コ　ツ**：

　①周囲が気になると結果に影響するので，なる
べく周りからの刺激を受けることのない部屋か，
専用のパーテーションを用いて行う．

　②保護者が縞の方向に顔を向けたり，指をさし
て見るように促したりはしないように協力しても
らう．

③距離を一定に保つ.

④パッチに対する嫌悪反応があれば，はじめは両眼開放で行い，その後保護者に手を繋いでもらい，パッチから気をそらして剥がされないようにするか，泣いてしまうほど嫌がる場合は，保護者の手で隠してもらう．その場合，指の隙間から見えないようにタオルやガーゼなどを用いてしっかり覆ってもらう（図2）．両眼開放で行う場合，斜視があれば，固視がどちらの眼になっているか見極める．

⑤視標の呈示に合わせて声を出したり，音のするもので興味を引いてから呈示する．ただし，限られた方向で音を出さないようにする．

⑥偶然の眼の動きと混同しないように注意する．

⑦限界に近づいた頃に見えないのか，飽きたのか等，確認するためには，より粗い縞を呈示してみる．

⑧いくら好んで縞を見るといっても，何度も繰り返すうちに興味が続かなくなることもあるため，素早く判断し進めていく．

（D）Point！：検査の前に眼位・眼球運動や固視の状態を把握しておく

固視交代できない場合は，視力差の有無も推測できる．視野制限があれば見えない場所に出したために見ないのか，眼球運動制限がある場合は制限された方向に動かないために見ないのか等，視力以外の状態も考えながら行い，見えないことと混同しないように注意する．例えば水平方向の制限が推測されたら，視標の長辺を縦にして呈示し，上下の眼の動きで判断する．

2．幼児〜小児期の視力検査

1）絵視標

a）特　徴

4種類の生き物の絵を視標としている．

b）方　法

3歳時で言語発達が正常範囲であれば，4種類の絵の呼名ができる．言い方はこども次第で何でも構わず，4つの区別がつけば良い．識別は可能であるが，言語が未発達，恥ずかしさのため答えら

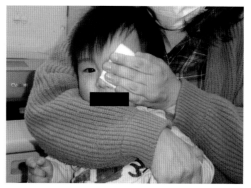

図 2. 視力検査
母の手で遮閉

れないなら，4種類の絵の印刷物を手元に渡し，同じものを指さしてもらう方法（絵あわせ）や，ジェスチャーで行っても良い．最初は練習のために近い距離で呈示してみる．

2）ランドルト環（単一視標）

a）特　徴

ランドルト環の切れ目で最小分離域を測定する．

b）方　法

3歳前後から切れ目を指すことが可能になる．方向として示すことが難しければ，ランドルト環の模型をハンドルといって渡し，切れ目を同じ向きにするように回して示させても良い．検者も同じハンドルを持ち，同じ向きになるように回す練習からはじめ，できたら呈示した視標と同じ向きにできるように練習する．少しずつ距離を離したり，小さな視標を呈示しても行えれば検査可能である．絵視標を口頭で答えるのが難しくても，ハンドルであればできる子もいる．その子に合わせて選択する．ただし，絵視標とランドルト環では厳密には別のものを測定しているため[2]，診療録に使用した視標を記載し，次回の検査時に参考にする．5歳近くになれば，指をランドルト環の切れ目の方向に動かして答えることも可能になる．口答だと右左を間違うこともよくあるため，当院では10歳までは指で指させている．斜め方向も混乱することが多いので，上下左右の4方向で測定している．並列視標では側方抑制が効かないため，単一視標を使用する．

（A）検査距離：5 m．近方は 33 cm．

（B）手　順：

①どの検査方法で行うか確認し，トライアルを行う．

②パッチを使用して片眼遮閉する．遮閉板の下から覗くと意味がないので，当院では10歳まではパッチで遮閉する．弱視の場合はさらに12歳までパッチを使用する．

③裸眼視力を測定する．眼鏡装用していれば，初めは眼鏡で測定し，必要なら矯正後に裸眼視力を測定する．

④矯正レンズにて検査する．

⑤他覚的屈折値を参考にする場合，調節の介入を考慮して雲霧した度数から始める．調節麻痺剤点眼下でも調節は残るため，特に遠視では眼鏡度数と他覚的屈折検査で得られた値を比較して遠視度の強いほうの度に＋1.5 D雲霧する[3]．

⑥レンズ交換を行う．はじめは0.5 Dずつ交換し，眼鏡度数や他覚的屈折値，最高視力に近くなってきたら，0.25 Dずつ交換する．特に遠視の場合，低矯正を防ぐ．停滞を見極め，他眼に移る．

（C）コ　ツ：

①検査の練習をさせすぎて疲れさせたり，飽きさせないよう，練習はほどほどにし，できると思ったら流れで実際の検査に入ってしまっても良い．難しければ簡単にできる方法を選択する．

②集中できず，周囲が気になる様子であれば，近い距離で行い結果を換算する．

③パッチが難しければ検眼枠で遮閉板を使用するか，保護者の手でガーゼ等を使い隠してもらう．どうしても隠せなければ両眼開放で測定する．

④2回目以降は前回視力不良だったほうの眼から測定開始する．

⑤パッチは中で自然に瞬目できるように貼る．眉毛を避けることを意識しすぎて眉毛の下の眼瞼に貼ったり，隙間なく貼ってしまい瞬目を妨げないようにする．窮屈だと検査眼も開瞼不十分になってしまう．

⑥パッチを剝がすときに痛みを覚えると次回貼るのを嫌がるので，痛くないように配慮する．

⑦検眼枠は瞳孔間距離に応じた大きさを選択する．

⑧眼鏡の上から覗いていないか，確認しながら検査する．眼鏡のフィッティングや汚れ，傷もチェックする．

⑨遠視のレンズ交換時は，レンズを重ねて行い，眼前にレンズのない状態にしない[4]．

⑩自覚的にレンズを選択することは難しいため，眼鏡レンズの値あるいは他覚的屈折値にプラスレンズを雲霧して徐々に減らすように換えながら測定していく．乱視もレンズを比較したり，選択したりは難しいため，検者が視力値をみながら換えていく．クロスシリンダー使用は，小学校高学年以上のしっかりしていて応答に再現性があるこどものみ行うようにしている．

⑪途中で飽きてしまい結果の判定に影響する場合は，診療録に明記し，次回はそちらの眼から測定する．

⑫飽きたりふざけたりして答えないのか，見えていないのかを，視標を戻って出す等して見極める．途中で休憩を入れて気分転換してもらっても良い．

⑬弱視の診断には，固視検査で固視の状態も併用して評価する．

（D）Point！：励ましながら楽しい雰囲気で，がんばって検査していることを褒める

遊び感覚で楽しく行えば，緊張が解けてこどもとの信頼関係も築ける．見えなくて，答えないでいると，「ふざけている」と叱ってしまう保護者もいる．見えないと辛い検査であることは共感し，わからないと答えることも正直で良いと褒め，保護者にもその子なりにがんばっているので認めて応援してもらう．保護者が傍でみているとかえって甘えてしまい上手くできない場合は，待合室で待機してもらう．どうしても最後まで検査ができなかったとしても，限界と判断したら，次回は今回よりも検査に協力してもらえるように，褒めて終わり，次回に繋げるようにする．

3）近見視力検査

a）森実ドットカード

近見 33 cm で最小視認域を測定するものである．一概に最小分離域の検査と比較はできないが，親しみやすい絵で眼の位置を指すという手軽さが年少児に用いやすい．

b）ランドルト環単一視標　近見用

近見 33 cm で検査する．ランドルト環は理解可能だが，遠距離の検査では気が散ってしまうこどもでも可能である．近見から視力が発達するために，有効に活用したい検査である．

屈折検査

1．乳幼児の屈折検査

自覚的屈折検査の不可能なこどもにおいて，他覚的屈折検査は重要な検査である．視軸と一致したところの値を得たいが，固視の持続しない状態の年齢では難しい検査となる場合もある．検影法，手持ち式オートレフ・ケラトメーター，フォトレフラクション法等がある．

2．幼児～小児期の屈折検査

指示に従い固視の持続が可能な年齢になると，細かい度数まで検影法が可能になったり，据置式オートレフ・ケラトメーターが可能になる．調節が盛んに行われるため，過度な調節は緩解する必要がある．

1）検影法

a）特　徴

器械に顔を乗せ，中を覗くことや 1 か所を見続けるようにという指示に従うことが難しい新生児や乳幼児でも検査可能で[5]，調節の介入が少ないのが最大の特徴である．

b）方　法

影の大きさ，光の明るさ，動き方，スピード等，眼底からの反帰光のふるまい（挙動）を観察することにより，屈折状態の情報が得られる．前置レンズを置いて屈折値を把握する．

（A）検査距離：一般的に ＋2.00 D の前置レンズを置き，検者は 50 cm で観察する．中和したレンズ度数から 2.00 D を引いたものを屈折値とする．

（B）手　順：

①半暗室にて線条検影器を用いて，瞳孔領に光を当てる．

②左右，上下に回転させ，影の動く方向を観察する．動きの方向で正視，遠視，近視のふるい分けができる．乱視の場合，主経線方向に合わせるように回転させてそれぞれで検影し，角度を求めて乱視軸とする．

③板付きレンズにて中和する度数を求める．距離により換算する．

（C）コ　ツ：

①可能な限り遠方のものを固視させるようにする．

②顔のサイズが小さく顔から胴体まで近いため，板付きレンズがぶつからないように保持する角度を工夫したり，小児用に作られたものか，検眼レンズを使うと良い．

③視線をそらされても視線に合わせて検者が動いて検査することが可能である．

④前置レンズは眼前 12 mm を離れないように眼に平行に保持する．安定しない場合では，該当レンズの少し上の枠を挟むように持ち，残りの指を額に軽く当てて安定させる．

⑤3 歳前後からは嫌がらずに測定可能になるが，固視目標に興味を引くものを使用する．

⑥固視目標は，右眼の検査時は検者の右耳の方向になるように，左眼の検査時は検者の左耳の方向になるようにすると，眩しさが軽減される．最後に可能なら正面視で確認する．

⑦前に置かれたレンズのほうを見てしまわないように，レンズではなく視標のほうを見てほしいことを伝え，絶えず固視目標に注意を向けるよう声かけしながら行う．

（D）Point！：まずは屈折異常の検出を目指し，可能なら細かく度数を追求する

検者による技量の差が出るが，大きな屈折異常がないかを判明させるだけでも意義がある．まず

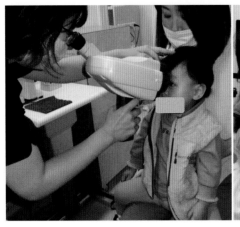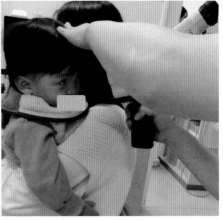

図 3. 手持ち式オートレフ・ケラトメーターでの屈折検査　　　a｜b
a：検者の手を頭に置き指で器械を支えている.
b：保護者と胸を合わせて抱いてもらうと安心する.

は大きく屈折異常がありそうか, どの程度か, 強い乱視はないか見極め, さらに検査を進められれば細かく乱視軸の角度まで追求していく.

2）手持ち式オートレフ・ケラトメーター

a）特　徴

据置式のように顎台に乗せる必要がなく, どのような姿勢でも測定可能である. 顔のサイズは影響しない. 据置式に比べ器械自体がコンパクトなので, 近づくことによる恐怖感が少し軽減する.

b）方　法

測定原理は機種によりさまざまである[6]. 自動雲霧機能がある. 被検眼に器械を合わせるように保持する. 自動測定機能を備えており測定時間も短くなっている.

（A）検査距離：器械と眼の距離はおよそ5cm. 器械と眼の距離を適切に保ち, ターゲットが鮮明に見える位置に調整する.

（B）手　順：

①器械を覗くように説明し, 声かけしながら顔に近づける.

②顔を動かさないように器械を持っていないほうの手を頭部に添える. 筆者は通常, 前額側から上眼瞼を軽く挙上するように親指を当て, 人差指に額当てを当てる. 安定し, 上眼瞼挙上もしやすい（図3-a）.

③角膜反射とアライメントのターゲットの位置を調整する.

④スタートボタンを押し, モニター上のターゲットが鮮明に映るところまで, 距離を縮めていく. モニター上に本体の傾斜の様子が映るので, 傾斜していたら修正する.

⑤睫毛が邪魔にならないように大きく開瞼しつつ, 自然に瞬目を促し, 涙液を均一に保ちながら測定する.

⑥覗きはじめは特に調節が入るので, 安定した値がとれるまで数回測定する.

⑦斜視眼測定時に固視交代が難しい場合は, 固視眼を軽く手かパッチで遮閉して行う.

（C）コ　ツ：

①音を出したり声かけで気を引き, 内蔵視標を見てもらう.

②怖がる場合はメロディーを鳴らしたり, 覗いて見せて, 怖くないことを示す. まず保護者に見せて, 面白いものが見えるリアクションをしてもらうこともある.

③顔を動かさないように保持しても, 徐々に頭が後屈する場合もあるので, その場合は保護者に後ろから頭を支えてもらうか, 頭を両手の平で包み込むように抑えてもらう. あるいは保護者と胸を合わせるようにして抱いて頭を手で押さえてもらい, 保護者の肩越しに顔を出して見てもらう（図3-b）.

④覗いて見続けるという指示に従うことが可能になると, 検査可能率が上がる. 安定しない場合

は，保護者の膝の上に座らせ，頭を両手で挟んで顔を固定する．背もたれのある椅子や壁際に置いた椅子で背中や頭をつけると安定する．

　⑤調節の介入が大きいため，調節の関与が疑われる場合は調節麻痺剤点眼下で行う．

　⑥検者が器械を覗きながら近づくと合わせるまでに時間がかかるため，ある程度視線に合うように位置を確認しながら近づき，覗くほうが合わせやすい．

　⑦真剣になるあまり，押し込みすぎ，曲がり，前屈や後屈に注意する．

　（D）Point！：調節麻痺剤点眼下では，絶対に成功させる

　近視寄りの値に測定されることもあるため，新生児といえども調節の介入が結果に影響を与えていることが疑われる症例では調節麻痺剤の点眼は必須となる．調節麻痺剤を使用した場合は，たとえ泣いてしまっても絶対に検査を成功させなくてはならないため，どうしても見てくれない場合は抑制して開瞼器を使用して測定する．上転してしまう場合は斜視鈎を使うが，流涙の影響で遠視寄りの値に測定されたり，異常な乱視が検出されることもあるため，適宜涙を拭きとりながら注意して行う．途中で充電がなくなったということのないように充電状態を確認しておく．

3）据置式オートレフ・ケラトメーター
a）特　徴
　屈折値を他覚的に検査する．解析方法は各機種さまざまである[6]．自動雲霧機能で調節の介入を防ぐように設計されているものの，こどもは調節が強く介入する．中間透光体に混濁があると，正確な値が得られない．エラーの情報も役に立つ．器械に顔を乗せられ，身体と頭を動かさずに見続けられれば幼児期から検査可能である．
b）方　法
　（A）検査距離：器械と眼の距離はおよそ5 cm．額を額当てにぴったりとつける．ターゲットが鮮明に見える位置に調整する．

　（B）手　順：
　①被験者を椅子に座らせ，器械台の高さを合わせ，無理のない姿勢で，台に顎を乗せ，アイレベルマークを参考に眼の位置を合わせる．

　②ジョイスティックの上下左右でターゲットを瞳孔中心に合わせる．

　③ジョイスティックを引いた状態から前に少しずつ進めていき，ターゲットのピントを合わせる．

　④瞬目を促し，涙液を均一に保ちながら，大きく開瞼させて測定ボタンを押し，測定する．

　（C）コ　ツ：
　①器械を覗いて，大きく開瞼して遠方をぼーっと見るよう促す．

　②きょろきょろしたところを測定してしまったら，結果のプリントにコメントを付ける．

　③調節が介入しやすいため，近視寄りの値が得られる．調節の関与が疑われる症例に対しては調節麻痺剤点眼下で行う．

　④乱視が検出される場合は，角膜曲率半径の結果も合わせて吟味する．

　（D）Point！：ばらつく場合は測定回数を多くする

　通常，大人では3回ほど測定して平均値をプリントしているが，こどもの場合，安定するまで5回以上は測定する．必要ならコメントをつける．

眼位検査

1．乳児期の眼位検査
　生後早期から眼位異常があると，両眼視機能は正常に発達できない．この時期は十分な検査が難しいが，しっかり視標を固視できて，遮閉−非遮閉試験が可能になる年齢まで待っていては手遅れになる場合もあるため，こどもに応じた方法で検査する．

2．幼児〜小児期の眼位検査
　むき眼位を観察して方向差の確認が可能になる．年中〜年長頃には斜視角の定量もできるようになる．眼球運動検査も可能になる．発症の時期も重要なので聴取が必要である．

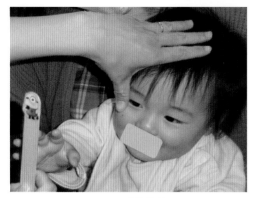

図 4. 眼位検査
指で遮閉

1）眼位検査
a）特　徴

眼位検査からは，眼の位置だけではなくて，他にも得られる情報がある．固視の状態をみることで，視力差の有無がわかることもある．方向差を見ることで眼球運動制限の可能性も発見できる．

b）方　法

Hirschberg 法で，光視標を用い角膜反射の位置で眼位ずれを判定する．光の中心から眼位を観察できるものが望ましい．当院ではフォリアスコープ（HANDAYA）を使用している．さらに遮閉-非遮閉試験，交代遮閉試験を行う．

（A）検査距離：近見 33 cm．遠見 5 m．

（B）手　順[7]：

①自然な頭位を確認する．

②両眼開放で一眼ずつ光を当てて角膜反射の位置からおよその眼位を確認する．

③どちらの眼が固視眼で，どちらの眼が斜視眼か，交代するかを観察する．

④固視眼を遮閉して，角膜反射の位置と斜視眼が光に向かう整復運動があるか，そのまま固視交代可能か観察する．

⑤そっと遮閉をはずし，固視眼が交代したままで遮閉していない眼が光の中心に向かっているか，そのまま持続するか，交代して元々の固視眼の固視に戻るのかをみる．固視交代や固視の持続が難しい場合，弱視の可能性が示唆される．

⑥プリズムで斜視角を定量する．

⑦頭位異常をとっている場合，反対頭位にして眼位を確認する．

⑧融像を除去された状態の眼位を確認するため，交代遮閉試験を行う．各眼の固視を交代に促しながら，交代に遮閉を行う．固視ができなくては意味がないので，交代は素早く行うが，遮閉除去したほうの眼でしっかり固視する時間を確保するようにする．最後に遮閉を取り除いて両眼開放されたときの眼位も注目する．

⑨検査距離を変えて，遠見，近見を確認する．

⑩むき眼位で方向差はないか検査する．水平偏位であれば第2眼位，上下偏位があれば第3眼位，合併にも注意しながら検査する．

⑪偏位の大きな方向で単眼ひき運動をみる．

⑫回旋偏位の測定には，大型弱視鏡や Maddox double-rod test を用いる[8]．

⑬必要なら交代プリズム遮閉試験で全斜視角を定量する．

（C）コ　ツ：

①こちらを向くことに嫌悪反応を示すようであれば，保護者と胸を合わせるように抱いてもらい，保護者の肩越しに観察できるようにしてもらう．

②乳児の場合，頭を手で支え，親指でカバーすると，顔の前に手が来ないので抵抗なくできる（図4）．

③興味を引きやすいものを調節視標として検査する．できるだけ小さなものをしっかり見させるために，見る箇所がはっきりしているものが望ましい．細かい眼位ずれを検査するには，光源の中心から角膜反射の位置で眼位を観察でき，微細な眼位ずれが検出可能である光視標で行う．

④年少児では偽斜視の鑑別に気をつける．鼻根部の発達が不十分であることで斜視にみえてしまうのであれば，鼻根部をつまむとそうはみえない．確定には角膜反射の位置をみる．フラッシュをたいて撮影した写真の角膜反射の位置も参考になる．

⑤方向差をみる場合は，検者が見てもらう方向に動いて声かけをする．遮閉がずれないように注意する．乳児期は保護者に抱っこしてもらって保

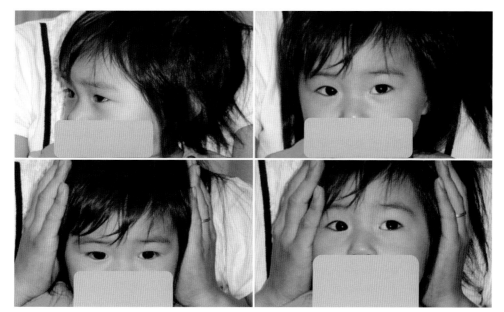

a | b
c | d

図 5. 頭位異常があるとき
a：検者のほうを見ていない.
b：頭位をとった状態で眼位を観察する.
c：頭位を正したが見ていない.
d：頭位を正して眼位を観察する.

護者ごと椅子を回して観察する. 横を見たときにずれるという主訴があるときも同様である.

⑥頭位異常の確認は, 乳児期で頸定していないと難しく, 臥位で発見できない場合もある. 保護者への聴取や日常で撮影した写真が参考になる.

⑦入室時に頭位異常はないかをみて, はじめは正さずに検査し, 次に頭位を正すか, 反対頭位を取らせて検査する(図5). 両眼視のための頭位異常であれば, 斜視が消失する方向か, 偏位の少ない方向で見ていることが多い. 両眼視機能の検査のときも, 頭位異常は正さずに行うことが望ましい. ただし, 大型弱視鏡検査や Hess 赤緑検査のときは正して行うようにする.

（D）Point！：第1眼位から疾患を想定し, 検査を進める

例えば乳児期の内斜視であれば, 乳児内斜視, 外転神経麻痺, Duane 症候群, 早期発症調節性内斜視等が想定できる. 就学頃まではすべての方向, すべての斜視角の測定は難しい年代なので, 短時間で最低限でも必要な情報を得て鑑別できるように進めていくべきである. こどもを見てから素早く判断をして進めるのは, 慣れるまで難しい

が, 検査に協力できる年齢でも, 検査時間が長いと飽きるので, 優先順位を考えて行う.

その他

1．心因性視力障害

小学校中学年頃になると, こどもを取り巻く社会環境の影響で, 身体表現型の心因性視覚障害等も散見される. とても協力的に行ってくれるものの, 「わからない」を連発したり, 正解と逆の方向を指したり, 視力値と整合性のない行動がみられる場合, 心因性視力障害が疑わしい. 検査方法はさまざまであるが[9], レンズ打消し法や声かけによるトリックを用いたり, 距離を変えて測定したり, 立体視の検査を試したりする. 単純に眼鏡を装用したい願望であれば装用することで視力が上がることもあるが, 反応しない場合も多く, 他の検査結果と合わせて判断すべきである. 小児科受診が必要となる場合もある. どのようなときが見にくいか, どんなことで困っているか等, コミュニケーションをとるようにする. 器質的疾患の除外は必須である.

2. 発達障害

発達障害があることに気づいていない場合も，診断が確定していない場合も多くあるため一応目安となる正常発達を頭に置いておき，異常な遅れか経過観察の範囲内か判断する．その発達に応じた検査方法を選択できるようにする．保護者からの情報聴取も大切で，日常の様子で気になることは何か，どのようなアプローチで検査をすればこどもにとって最も良いか，こだわりがあるか等の助言をもらったり，個室でリラックスした状態で検査できるように心がける．検査室に入室できないときは，廊下で対応する．

まとめ

検査に協力してもらうために，適応を見極めてこどもの発達に合わせた方法を選択したり，いろいろな工夫が必要となる．意思の疎通が不十分なこどもの検査にあたっては，日常の様子はどうか，保護者とのコミュニケーションを取りながら行うことも大切である．

はじめの一歩の検査が上手くいくことにより，次の段階の検査や診察も順調に行うことが可能になる．

文　献

1) 関谷善文：小児の視力検査. 眼科検査ガイド(眼科診療プラクティス編集委員編) 第1版, 文光堂, pp.109-113, 2004.
   Summary 小児の視力発達に関して詳しく記述されている.
2) 可児一孝：視力を理解するための視覚生理学. 理解を深めよう 視力検査屈折検査(所　敬監, 松本富美子ほか編), 金原出版, pp.1-9, 2009.
   Summary 視覚生理学的に視力が解説されている. 基本知識として押さえておきたい.
3) 保沢こずえ：小児の視力・屈折検査の進め方2. 弱視がない場合. 理解を深めよう 視力検査屈折検査(所　敬監, 松本富美子ほか編), 金原出版, pp.75-77, 2009.
   Summary 小児の視力・屈折検査について述べさせていただいた.
4) 山本裕子：遠視の小児における屈折検査. 眼科, **28**：1285-1290, 1986.
5) 山下牧子：検影法のコツ. 理解を深めよう 視力検査屈折検査(所　敬監, 松本富美子ほか編), 金原出版, pp.40-43, 2009.
6) 川守田拓志ほか：他覚的屈折検査. 眼科検査ガイド 第2版(根木　昭監, 飯田知弘ほか編), 文光堂, pp.54-62, 2016.
   Summary 他覚的屈折検査測定機器の測定原理, 解析方法が詳しく記述されている.
7) 山本裕子：斜視弱視の診断検査法. 医学書院, 1986.
8) 高﨑裕子：回旋検査. 視能学エキスパート視能訓練学(日本視能訓練士協会監, 若山曉美ほか編), 医学書院, pp.148-150, 2018.
9) 越後貫滋子：心因性視力障害の測定方法. 理解を深めよう 視力検査屈折検査(所　敬監, 松本富美子ほか編), 金原出版, pp.81-83, 2009.

Kampo Medicine
経方理論への第一歩

漢方医学の診断に必要な知識や，診察法
について詳しく解説した実践書！
基本となる 20 処方の基礎・臨床研究や
COVID-19 のコラムなどをコンパクトに
まとめています！

Kampo Medicine
経方理論への第一歩

⑧ 小川 恵子
金沢大学附属病院 漢方医学科 臨床教授

経方理論を漢方医学の理解と実践に生かせる
待望書！
基本となる20処方の「基本コンセプト」
「臨床のエビデンス」「各社エキス剤の構成生薬」
をコンパクトに掲載！

全日本病院出版会

小川 恵子
金沢大学附属病院
漢方医学科 臨床教授

2020 年 7 月発行
A5 判　208 頁
定価 3,300 円（本体 3,000 円＋税）

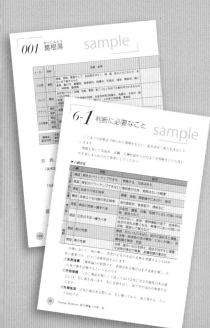

目次の詳細はここから
ご確認いただけます！

全日本病院出版会
〒113-0033　東京都文京区本郷 3-16-4　Tel:03-5689-5989
www.zenniti.com　　　　　　　　　　　　　　　　Fax:03-5689-8030

FAX による注文・住所変更届け

改定：2015 年 1 月

　毎度ご購読いただきましてありがとうございます．

　読者の皆様方に小社の本をより確実にお届けさせていただくために，FAX でのご注文・住所変更届けを受けつけております．この機会に是非ご利用ください．

◇ご利用方法

　FAX 専用注文書・住所変更届けは，そのまま切り離して FAX 用紙としてご利用ください．また，注文の場合手続き終了後，ご購入商品と郵便振替用紙を同封してお送りいたします．**代金が 5,000 円をこえる場合，代金引換便とさせて頂きます**．その他，申し込み・変更届けの方法は電話，郵便はがきも同様です．

◇代金引換について

　本の代金が 5,000 円をこえる場合，代金引換とさせて頂きます．配達員が商品をお届けした際に，現金またはクレジットカード・デビットカードにて代金を配達員にお支払い下さい(本の代金＋消費税＋送料)．(※年間定期購読と同時に 5,000 円をこえるご注文を頂いた場合は代金引換とはなりません．郵便振替用紙を同封して発送いたします．代金後払いという形になります．送料は定期購読を含むご注文の場合は頂きません)

◇年間定期購読のお申し込みについて

　年間定期購読は，1 年分を前金で頂いておりますため，代金引換とはなりません．郵便振替用紙を本と同封または別送いたします．送料無料，また何月号からでもお申込み頂けます．

　毎年末，次年度定期購読のご案内をお送りいたしますので，定期購読更新のお手間が非常に少なく済みます．

◇住所変更届けについて

　年間購読をお申し込みされております方は，その期間中お届け先が変更します際，必ずご連絡下さいますようよろしくお願い致します．

◇取消，変更について

　取消，変更につきましては，お早めに FAX，お電話でお知らせ下さい．

　返品は，原則として受けつけておりませんが，返品の場合の郵送料はお客様負担とさせていただきます．その際は必ず小社へご連絡ください．

◇ご送本について

　ご送本につきましては，ご注文がありましてから約 1 週間前後とみていただきたいと思います．お急ぎの方は，ご注文の際にその旨をご記入ください．至急送らせていただきます．2〜3 日でお手元に届くように手配いたします．

◇個人情報の利用目的

　お客様から収集させていただいた個人情報，ご注文情報は本サービスを提供する目的(本の発送，ご注文内容の確認，問い合わせに対しての回答等)以外には利用することはございません．

　その他，ご不明な点は小社までご連絡ください．

株式会社　全日本病院出版会　〒 113-0033 東京都文京区本郷 3-16-4-7 F　電話 03(5689)5989　FAX03(5689)8030　郵便振替口座 00160-9-58753

FAX 専用注文書

年　　月　　日

○印	MB OCULISTA 5 周年記念書籍	定価(税込)	冊数
	すぐに役立つ**眼科日常診療のポイント**―私はこうしている―	10,450 円	

(本書籍は定期購読には含まれておりません)

○印	MB OCULISTA	定価(税込)	冊数
	2021 年＿月〜12 月定期購読(No.＿〜105：計＿冊)(送料弊社負担)		
	2020 年バックナンバーセット(No. 82〜93：計 12 冊)(送料弊社負担)	41,800 円	
	No. 97　ICL のここが知りたい―基本から臨床まで―	3,300 円	
	No. 96　眼科診療ガイドラインの活用法　増大号	5,500 円	
	No. 95　確かめよう！乱視の基礎　見直そう！乱視の診療	3,300 円	
	No. 94　達人に学ぶ！最新緑内障手術のコツ	3,300 円	
	No. 93　斜視―基本から実践まで―	3,300 円	
	No. 92　再考！脈絡膜疾患診療	3,300 円	
	No. 91　職業性眼障害のマネージメント	3,300 円	
	No. 84　眼科鑑別診断の勘どころ　増大号	5,500 円	
	No. 72　Brush up 眼感染症―診断と治療の温故知新―　増大号	5,500 円	
	No. 60　進化する OCT 活用術―基礎から最新まで―　増大号	5,500 円	
	No. 48　眼科における薬物療法パーフェクトガイド　増大号	5,500 円	
	その他号数 (号数と冊数をご記入ください) No.		

○印	書籍・雑誌名	定価(税込)	冊数
	ストレスチェック時代の睡眠・生活リズム改善実践マニュアル	3,630 円	
	美容外科手術―合併症と対策―	22,000 円	
	ここからスタート！眼形成手術の基本手技	8,250 円	
	超アトラス 眼瞼手術―眼科・形成外科の考えるポイント―	10,780 円	
	PEPARS No. 87 眼瞼の美容外科 手術手技アトラス　増大号	5,500 円	
	PEPARS No. 147 美容医療の安全管理とトラブルシューティング　増大号	5,720 円	

お名前	フリガナ 　　　　　　　　　　　　　　　　　　　印	診療科
ご送付先	〒　　― □自宅　　□お勤め先	
電話番号		□自宅　　□お勤め先

雑誌・書籍の申し込み合計
5,000 円 以上のご注文
は代金引換発送になります

―お問い合わせ先―
㈱全日本病院出版会営業部
電話 03(5689)5989

FAX 03(5689)8030

年　　月　　日

住 所 変 更 届 け

お名前	フリガナ	
お客様番号		毎回お送りしています封筒のお名前の右上に印字されております8ケタの番号をご記入下さい。
新お届け先	〒　　　　　都道府県	
新電話番号	（　　　　　）	
変更日付	年　　月　　日より	月号より
旧お届け先	〒	

※ 年間購読を注文されております雑誌・書籍名に✓を付けて下さい。
- ☐ Monthly Book Orthopaedics（月刊誌）
- ☐ Monthly Book Derma.（月刊誌）
- ☐ 整形外科最小侵襲手術ジャーナル（季刊誌）
- ☐ Monthly Book Medical Rehabilitation（月刊誌）
- ☐ Monthly Book ENTONI（月刊誌）
- ☐ PEPARS（月刊誌）
- ☐ Monthly Book OCULISTA（月刊誌）

FAX 03-5689-8030

全日本病院出版会行

Monthly Book OCULISTA バックナンバー一覧

通常号 3,000 円＋税　　増大号 5,000 円＋税

2015 年
No. 23　ポイント解説 眼鏡処方の実際　　編／長谷部聡
No. 25　斜視診療のコツ　　編／佐藤美保
No. 33　眼内レンズのポイントと合併症対策　編／清水公也

2016 年
No. 34　眼底自発蛍光フル活用　　編／安川 力
No. 35　涙道診療 ABC　　編／宮崎千歌
No. 40　発達障害者(児)の眼科診療　　編／田淵昭雄
No. 43　色覚異常の診療ガイド　　編／市川一夫

2017 年
No. 46　見えるわかる 細隙灯顕微鏡検査　編／山田昌和
No. 48　眼科における薬物療法パーフェクトガイド 増大
　　　　　　　　　　　　　　　　　　編／堀 裕一
No. 49　クローズアップ！交通眼科　　編／近藤寛之
No. 50　眼科で見つける！全身疾患　　編／平塚義宗
No. 51　酸化ストレスと眼　　編／大平明弘
No. 52　初診外来担当医に知っておいてほしい眼窩疾患
　　　　　　　　　　　　　　　　　　編／野田実香
No. 53　複視を診たらどうするか　　編／加島陽二
No. 54　実践 黄斑浮腫の診療　　編／大谷倫裕
No. 55　緑内障診療に役立つ検査ノウハウ　編／中野 匡
No. 56　こんなときどうする 眼外傷　編／太田俊彦
No. 57　臨床に直結する眼病理　　編／小幡博人

2018 年
No. 58　スポーツ眼科 A to Z　　編／枝川 宏
No. 59　角膜潰瘍の診かた・治しかた　編／白石 敦
No. 60　進化する OCT 活用術─基礎から最新まで─ 増大
　　　　　　　　　　　　　　　　　　編／辻川明孝
No. 61　イチからはじめる神経眼科診療　編／敷島敬悟
No. 62　実践！白内障難症例手術に挑む
　　　　　　　　　　　　　編／徳田芳浩・松島博之
No. 63　これでわかる眼内レンズ度数決定のコツ
　　　　　　　　　　　　　　　　　　編／須藤史子
No. 64　日常診療で役立つ眼光学の知識　編／川守田拓志
No. 65　結膜疾患の診断と治療実践ガイド　編／横井則彦
No. 66　もっと知りたいオルソケラトロジー　編／吉野健一
No. 67　老視のすべて　　編／神谷和孝
No. 68　眼科医のための糖尿病トータルガイド
　　　　　　　　　　　　　編／馬場園哲也・北野滋彦
No. 69　IT・AI 未来眼科学　　編／吉冨健志

2019 年
No. 70　主訴から引く眼瞼疾患診療マニュアル
　　　　　　　　　　　　　　　　　　編／根本裕次

No. 71　歪視の診断と治療　　編／今村 裕
No. 72　Brush up 眼感染症─診断と治療の温故知新─ 増大
　　　　　　　　　　　　　　　　　　編／江口 洋
No. 73　これでわかる自己免疫性眼疾患　編／堀 純子
No. 74　コンタクトレンズトラブルシューティング
　　　　　　　　　　　　　　　　　　編／糸井素純
No. 75　知っておきたい稀な網膜・硝子体ジストロフィ
　　　　　　　　　　　　　　　　　　編／堀田喜裕
No. 76　流涙を診たらどうするか　　編／井上 康
No. 77　ロービジョンケア update　編／加藤 聡
No. 78　眼瞼形成手術─形成外科医の大技・小技─
　　　　　　　　　　　　　　　　　　編／村上正洋
No. 79　眼科医のための皮膚疾患アトラス　編／千貫祐子
No. 80　令和の白内障手術　　編／小早川信一郎
No. 81　おさえておきたい新しい前眼部検査　編／山田昌和

2020 年
No. 82　眼科手術の適応を考える　　編／溝田 淳
No. 83　知らずにすまない神経眼科疾患！　編／中村 誠
No. 84　眼科鑑別診断の勘どころ 増大　編／柳 靖雄
No. 85　よくわかる屈折矯正手術　　編／稗田 牧
No. 86　眼科におけるリスクマネジメントのポイント
　　　　　　　　　　　　　　　　　　編／峰村健司
No. 87　ここまでできる緑内障診療　　編／中澤 徹
No. 88　スマホと眼 Pros & Cons　編／猪俣武範
No. 89　眼科不定愁訴と疾患症候のギャップを埋める
　　　　　　　　　　　　　　　　　　編／﨑元 暢
No. 90　眼科開業の New Vision─医療界の変化を見据えて─
　　　　　　　　編／上田俊介・大木孝太郎・井上賢治
No. 91　職業性眼障害のマネージメント　編／近藤寛之
No. 92　再考！脈絡膜疾患診療　　編／辻川明孝
No. 93　斜視─基本から実践まで─　　編／杉山能子

2021 年
No. 94　達人に学ぶ！最新緑内障手術のコツ　編／谷戸正樹
No. 95　確かめよう！乱視の基礎 見直そう！乱視の診療
　　　　　　　　　　　　　　　　　　編／大内雅之
No. 96　眼科診療ガイドラインの活用法 増大
　　　　　　　　　　　　　　　　　　編／白根雅子
No. 97　ICL のここが知りたい─基本から臨床まで─
　　　　　　　　　　　　　　　　　　編／北澤世志博

各目次等の詳しい内容はホームページ(www.zenniti.com)をご覧ください.

斜視のロジック
系統的診察法

編集主幹：村上　晶　順天堂大学教授	No. 98　編集企画：
高橋　浩　日本医科大学教授	野村耕治　兵庫県立こども病院眼科部長
堀　裕一　東邦大学教授	中西(山田)裕子　神戸大学准教授

Monthly Book OCULISTA　No. 98

2021 年 5 月 15 日発行（毎月 15 日発行）
　　定価は表紙に表示してあります．
　　　　　　Printed in Japan

発行者　　末　定　広　光
発行所　　株式会社　全日本病院出版会
〒 113-0033 東京都文京区本郷 3 丁目 16 番 4 号 7 階
　　電話　（03）5689-5989　Fax　（03）5689-8030
　　郵便振替口座 00160-9-58753
印刷・製本　三報社印刷株式会社　　電話　（03）3637-0005
広告取扱店　㈱メディカルブレーン　電話　（03）3814-5980

© ZEN・NIHONBYOIN・SHUPPANKAI, 2021